Matthias Bergmann

JIN SHIN JYUTSU

PRAXISBUCH

Die Kraft der heilenden Hände

nymphenburger

Inhalt

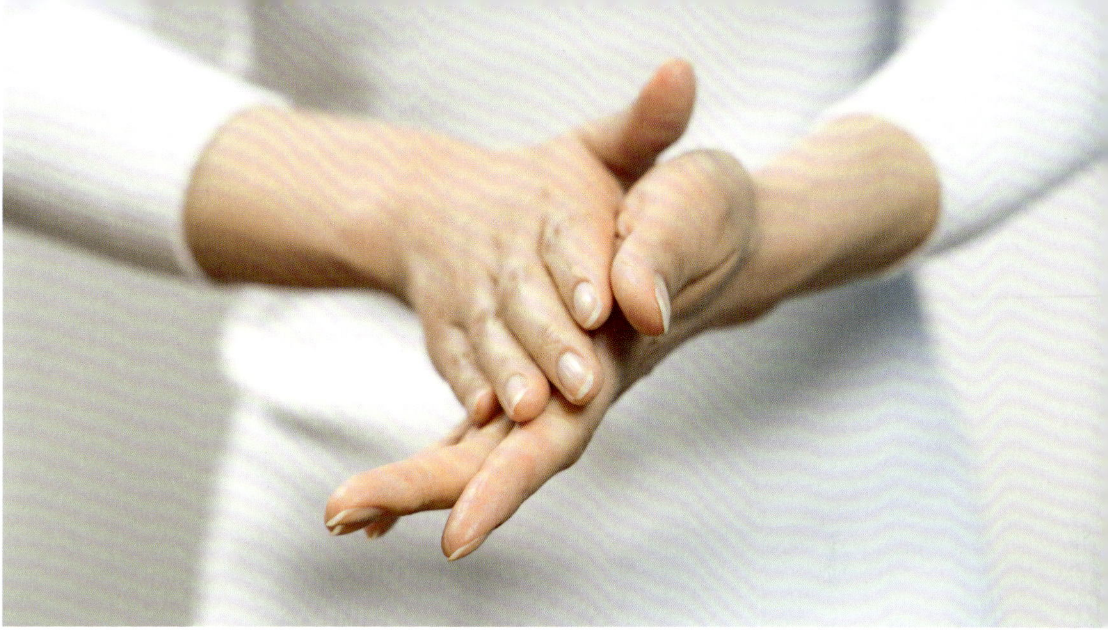

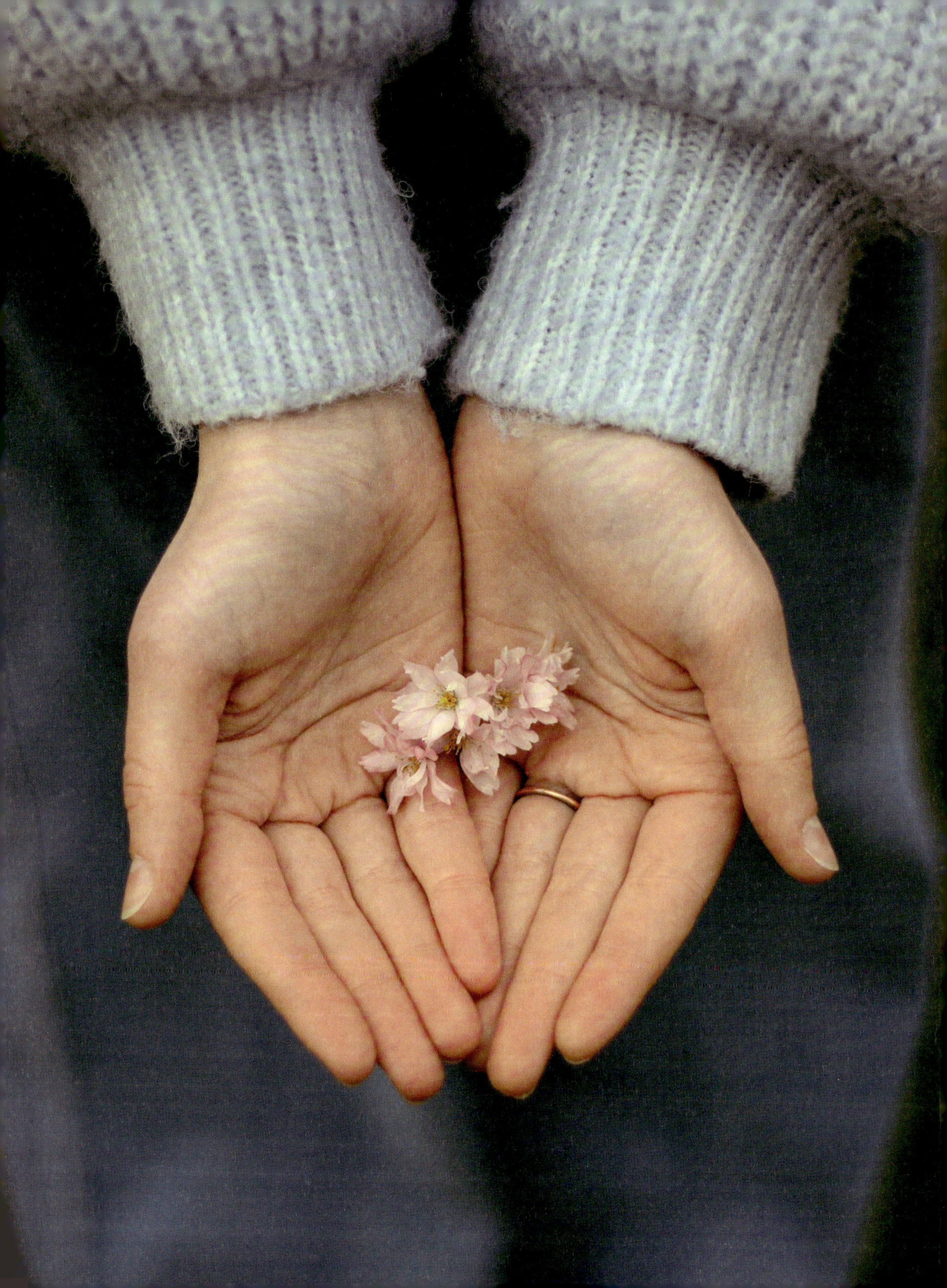

Heilen Sie sich jetzt selbst

Suchen Sie eine Möglichkeit, jeden Tag Ihren Stress abzubauen, ganz einfach und ohne, dass Sie dafür extra Zeit aufwenden müssen? Mit Jin Shin Jyutsu haben Sie eine Heilkunst gefunden, die Ihnen genau dieses möglich macht. Im Fokus stehen Ihre Hände.

Die Heilkraft des Jin Shin Jyutsu

ÜBERALL UND EGAL WANN

Jeden Tag gibt es Zeiten, in denen Sie Ihre Hände nicht benutzen, sei es beim Fernsehen, beim Nachhauseweg in der Bahn, im Kino oder Theater. Genau diese Zeit können Sie jetzt dafür verwenden, sich ganz einfach zu entspannen.

Jin Shin Jyutsu ist sowohl für die Selbstbehandlung als auch für die Behandlung Anderer geeignet. Diese Kunst ist einfach zu erlernen und hat keine Nebenwirkungen. Sie können heute beginnen, die einfachsten Übungen anzuwenden.

URALTES WEISHEITSWISSEN AUS DEM OSTEN

Die Heilkunst des Jin Shin Jyutsu ist uralt. Sie hat Übereinstimmungen mit der Traditionellen Chinesischen Medizin (TCM), und beide sind aus dem uralten intuitiven Wissen der Menschheit entstanden. *Jyutsu* bedeutet Kunst; vielleicht haben Sie von der Kampfkunst Jiu Jyutsu gehört. *Jin* ist der wissende und mitfühlende Mensch und *Shin* ist das Wort für Schöpfer. Wir können es also übersetzen als »Die Kunst, die höchste schöpferische Energie, die in uns ist, anzuwenden, um uns in unsere wahre Natur, die mitfühlend und wissend ist, hinein zu entspannen.« Jin Shin Jyutsu hat vor allem mit Loslassen und Entspannung zu tun, um mit zunehmender Mühelosigkeit ganz präsent zu sein und das Leben so, wie es in diese Moment ist, anzunehmen und zu genießen.

Der »Erfinder« des Jin Shin Jyutsu war Jiro Murai. Er lebte von 1886 bis 1960 und kam aus einer japanischen Arztfamilie. Sein Leben war sehr exzessiv. Daher wurde er schon früh in seinem Leben so krank, dass sein Tod sicher schien.

Zu dieser Zeit war das Wissen des Jin Shin Jyutsu zum größten Teil verlorengegangen. Jiro Murai zog sich für eine Woche zurück, um einige einfache Handhaltungen, die noch von Jin Shin Jyutsu bekannt waren, zu praktizieren. Am Ende dieser Woche war er vollständig geheilt.

Jiro Murai beschloss daraufhin, sein Leben dafür zu nutzen, dieser Heilkunst wieder zum Leben zu verhelfen. Er studierte die alten Texte, vor allem das Kojiki, das heilige Buch Japans aus dem Jahre 712. Dank seines intuitiven Verständnisses konnte er den Verlauf der Energieströme im Körper wahrnehmen und beschreiben. Für sein Studium überprüfte er die

Heilwirkung bei vielen Kranken. Er wurde dadurch so bekannt, dass ihn eines Tages auch der japanische Kaiser um Heilung bat. Nachdem Jiro Murai den Kaiser geheilt hatte, gestattete dieser ihm als Dank den Zugang zu der kaiserlichen Bibliothek. Dort entdeckte er, dass die Grundlagen des Jin Shin Jyutsu vor vielen Jahrhunderten niedergeschrieben worden war, damit sie nicht verloren gingen. Er hatte somit nichts Neues erfunden, sondern Altes wiederentdeckt.

Einer seiner drei Schüler war Mary Burmeister, eine Amerikanerin japanischen Ursprungs. 1946 ging sie nach Japan, um dort als Übersetzerin zu arbeiten, lernte Jiro Murai kennen und wurde seine Schülerin. Nachdem sie viele Jahre mit ihm studiert hatte, ging sie in die USA zurück und begann dort Jin Shin Jyutsu zu unterrichten. Durch sie wurde Jin Shin Jyutsu im Westen bekannt. Dadurch, dass sie in der japanischen und in der westlichen Kultur beheimatet war, konnte sie das Wissen über Jin Shin Jyutsu für den Westen bearbeiten und so für uns verständlich machen. In den Jahren 1977 bis 1985 kam sie auch nach Deutschland.

DIE LEBENSKRAFT STÄRKEN

Die Lebenskraft oder Lebensenergie ist unsere wichtigste innere und zentrale Energie. In China wird sie *Qi* wie in Qi Gong, in Japan *Ki* wie in Aikido und in Indien *Prana* wie in Pranayama genannt. Das alte, kaum noch benutzte deutsche Wort ist Odem. Unter Wissenschaftlern ist diese Energie als Biophotonenenergie bekannt. Ist Ihre Lebensenergie in Balance, fühlen Sie sich körperlich und psychisch gesund. Gerät sie aus dem Gleichgewicht, wofür es verschiedene innere und äußere Ursachen gibt, kann das Krankheiten oder psychische Probleme als Folgen haben. Das ist an sich ist nichts Schlechtes, denn wenn Sie dadurch wieder mehr Ruhe und Besinnung finden, werden Sie auch wieder Ihr Gleichgewicht erlangen. Wenn Sie also eine Krankheit an der Wurzel heilen wollen, ist es notwendig, die Disharmonie der Lebenskraft zu behandeln.

Jin Shin Jyutsu bringt diese wieder in Balance, damit wird das Wohlbefinden auf allen Ebenen wiederhergestellt.

Körperlich werden auf diese Weise alle Organe, der Stoffwechsel, der Blutkreislauf und das Immunsystem gestärkt. Emotional entspannen Sie sich, und das Urteilen über Sie selbst und Andere sowie negative Einstellungen werden weniger. Sorge, Trauer, Ärger, Angst und Bemühung lassen nach. Diese Emotionen werden im Jin Shin Jyutsu »Einstellungen« genannt, denn Einstellungen können Sie ändern. Im Jin Shin Jyutsu sprechen wir statt von Krankheiten, Schicksalen und Problemen gerne von Projekten, denn ein Projekt ist etwas, was wir angehen, bearbeiten und lösen können.

Wenn Sie täglich Jin Shin Jyutsu praktizieren, erfahren Sie mehr Energie und gleichzeitig mehr Gelassenheit wie auch Mühelosigkeit. Ihre Aufmerksamkeit wendet sich wieder mehr dem Leben und weniger der Krankheit zu. Diese Heilkunst kann Ihnen letztlich auch dabei helfen, sich selbst zu erkennen.

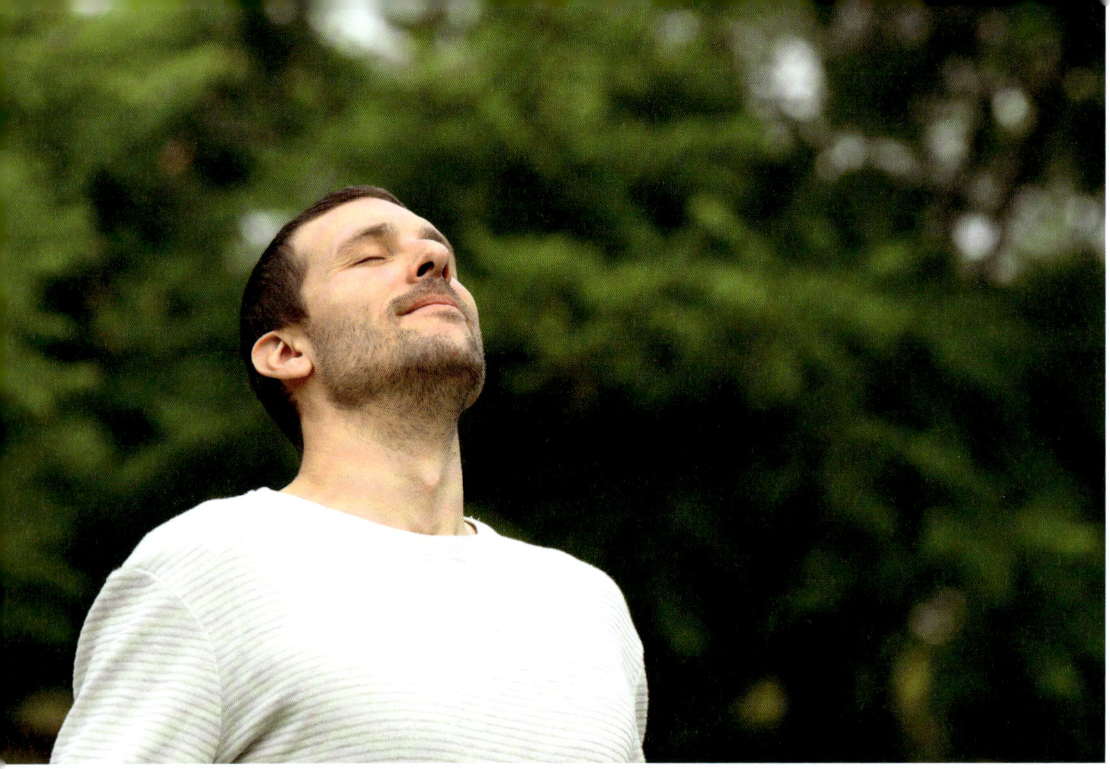

▲ Tiefes Atmen hilft dabei, Qi, also Lebensenergie, aufzunehmen

Wodurch Erkrankungen entstehen

Meistens haben Krankheiten nicht nur eine einzige Ursache. Es ist wie bei einem Fass. Jede Disharmonie im Leben füllt das Fass ein wenig mehr. Irgendwann kommt der letzte Tropfen dazu, das Fass läuft über und Sie werden krank. Viele denken, sie haben Schnupfen bekommen, weil sie angeniest wurden. Angeniest zu werden war nur der Auslöser, der letzte kleine Tropfen im Fass und nicht die Ursache des Schnupfens.

Die Kunst, gesund zu bleiben, besteht also darin, das Fass möglichst wenig zu füllen und es auch immer wieder zu entleeren, zum Beispiel indem Sie Ihren Körper regelmäßig entgiften und täglich Jin Shin Jyutsu praktizieren, damit es gar nicht erst überlaufen kann.

Lebensenergie tanken

Ihre **Atmung** ist die wichtigste Quelle für Lebensenergie, denn über die Atmung nehmen wir nicht nur Sauerstoff, sondern auch Qi, welches sich in der Luft befindet, auf. Aufgrund von Stress, Verspannungen und Traumata nutzen die meisten Menschen nur einen kleinen Teil ihres Atemvolumens, oft nur 10 %. Um das volle Potenzial unserer Atmung auszuschöpfen, ist es wichtig, sich immer wieder unseres Atems bewusst zu werden. Atemtherapie und das Pranayama aus der Tradition des Yoga sind unterstützend, um in besseren Kontakt mit Ihrem Atem zu kommen.

Unsere zweite Energiequelle ist gute **Ernährung**. Fastfood wird eine andere Wirkung im Körper entfalten als eine mit Liebe gekochte Mahlzeit, aus frischen, qualitativ hochwertigen Zutaten zubereitet und in Ruhe genossen. Die Ernährung umzustellen, ist für viele eine Herausforderung, da über das Essen vieles an Emotionen, Stress und Belastungen kompensiert wird. Wir sagen: »Was habe ich heute alles schlucken müssen.«

Ihre Gedanken, Einstellungen und Ideen über das Leben machen Sie gesund oder krank. Wenn Sie positiv eingestellt sind, sich also authentisch und wahrhaftig verhalten, werden Sie gesünder, und Ihre Beziehungen zu anderen verbessern sich. Auch Emotionen an sich sind nur Energie. Es wird Sie unterstützen, die Emotion einfach zuzulassen und wahrzunehmen anstatt sie zu sehr zu unterdrücken oder auszuagieren. Auch brauchen Sie vielleicht manchmal jemanden, der Ihnen zuhört, jemanden auf den der Begriff »Seelsorger« noch zutrifft.

Sie haben auch Qi von Ihren Eltern geerbt; in der TCM wird das **vorgeburtliche Energie** genannt, im Westen würden wir es Konstitution nennen. Um dieses Konzept zu erklären, vergleiche ich dieses Erb-Qi gerne mit Geld, welches Sie von den Eltern geerbt haben. Wenn Sie viel Geld geerbt haben, können Sie ein wildes Leben führen und es bleibt immer noch Geld übrig. Genauso ist es mit dem Erb-Qi. Wenn Sie viel davon von den Eltern geerbt haben, wird diese gute Konstitution dazu führen, dass Sie länger gesund bleiben, selbst wenn Sie nicht optimal auf ihre Gesundheit achten. Haben Sie viel Energie von den Eltern geerbt, so haben Sie die besten Voraussetzungen für ein langes und gesundes Leben.

Die vierte Quelle ist **kosmische Energie**, die Sie immer unbemerkt aufnehmen. Wenn Sie sich tief entspannen oder schlafen, dann laden Sie sich mit dieser Energie besonders stark auf. Wenn Sie gestresst sind und zu viel denken, vermindert sich die Aufnahme dieser Energie. Darum sind Menschen, die sich regelmäßig entspannen oder meditieren, meistens mit mehr Energie ausgestattet. Viele fühlen sich dann geistig und körperlich voller Energie. Sie werden bemerken, dass Sie mit Hilfe von Jin Shin Jyutsu oftmals besser mit Stress umgehen können als bisher. Auch andere entspannende und energetisierende Methoden wie Meditation, Yoga und Qi Gong und natürlich ein guter Schlaf helfen dabei.

Tiefgreifende Heilverfahren wie die Traditionelle Chinesische Medizin (TCM) und die klassische Homöopathie, welche beide direkt auf unsere Lebensenergie und unsere Konstitution wirken, bringen die Lebensenergie in Balance.

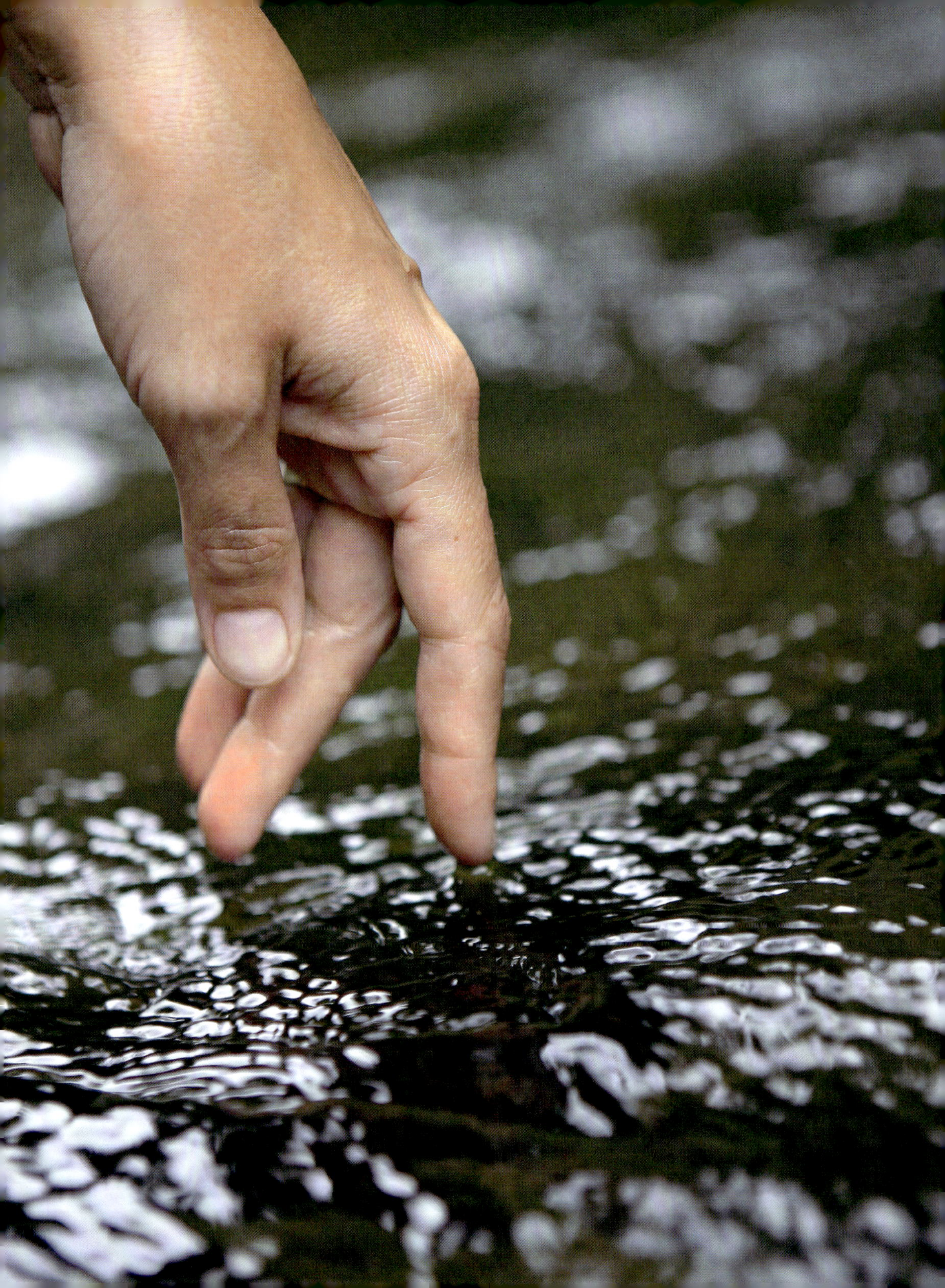

Erkunden Sie Ihre Tiefen

Energie hat viele verschiedene Frequenzen. Sie kann sich langsam bewegen, was wir dann als Materie wahrnehmen. Sie kann schneller schwingen, was wir dann als Licht, Wärme oder Gedanken empfinden. Sie kann aber auch in noch höheren, nicht über unsere Sinne wahrnehmbaren Frequenzen schwingen. Diese verschiedenen Arten, wie Energie schwingt und wie sie sich immer mehr verdichtet und so zu Materie wird, werden im Jin Shin Jyutsu mithilfe der 9 Tiefen erklärt.

Die 9 Tiefen

ENERGIE IM KREISLAUF

Energie entsteht in der 9. Tiefe und wird auf dem Weg zur 1. Tiefe immer dichter und langsamer. Dort angekommen, fängt die Energie an, unseren Körper und alle Materie in der 1. bis 5. Tiefe zu bilden. Alles Überschüssige und Verbrauchte im Körper wird über die 6. Tiefe wieder abgegeben. Von dort geht die Reise wieder zurück bis in die 9. Tiefe. Dort beginnt der Zyklus von neuem.

Die 9. Tiefe ist das absolute Nichts, jenseits von aller Schöpfung. Daraus entsteht die 8. Tiefe. Sie ist die Urquelle aller Energie, die Sie täglich aufnehmen. Sie ist die Energietankstelle für alle Menschen und die ganze Schöpfung.

Aus der 8. entsteht das Licht der 7. Tiefe, welches Sie mit dieser Urquelle verbindet. Über diese Tiefe strömt die Energie in Ihr individuelles Leben, das mit der 6. Tiefe beginnt.

Die 6. Tiefe ist zwar schon auf einer persönlichen Ebene, aber sie ist noch nicht im Körper angekommen. In ihr sind, wie in einer Blaupause, alle Informationen über Sie gespeichert, die notwendig sind, um Ihren Körper zu bauen. Die 6. Tiefe kann über den Hauptzentralstrom, den ich später erklären werde, harmonisiert werden. Sie ist eine Besonderheit des Jin Shin Jyutsu, welche es so in der TCM nicht gibt.

Die Energie fließt weiter durch Ihre feinstofflichen Körper, die den weiteren 5 Tiefen zugeordnet sind, und kommt dann in der 1. Tiefe an.

Sie beginnt jetzt, von der 1. Tiefe wieder aufsteigend, den Körper aufzubauen, indem Sie durch die Tiefen wieder zurückfließt.

Die 1. bis 5. Tiefe entsprechen den 5 Elementen der TCM:

Die 1. Tiefe (Erde) ist der Hautoberfläche zugeordnet und gibt dem Körper die Struktur.

Die 2. Tiefe (Luft) energetisiert das Bindegewebe, bringt Sie in Verbindung zu Ihrem Lebensatem und hilft Ihnen, mit sich und anderen in Verbindung zu sein.

Die 3. Tiefe (Holz) ist für das Blut zuständig und bringt Ihnen die Aktivität und den Enthusiasmus, um sich ganz im Leben auszudehnen.

Die 4. Tiefe (Wasser) sorgt für die Energie in den Muskeln und hilft Ihnen, mit Verständnis zu kommunizieren. Über die 4. Tiefe trennen Sie sich auch von allem Verbrauchten und scheiden alles Unnötige aus.

Die 5. Tiefe (Feuer) hilft den Knochen und bringt Sie zurück zur Freude Ihres wahren Selbst.

Sie haben Ihren Körper aus der Energie der Urquelle erschaffen und sind bereit, sich wieder über **die 6. Tiefe, die 7. Tiefe** mit der Urquelle, **der 8. Tiefe**, und dem dahinterliegenden

Nichts, **der 9. Tiefe**, zurückzuverbinden.
Der Zyklus der Manifestation ist also zum Abschluss gekommen, um erneut zu beginnen.

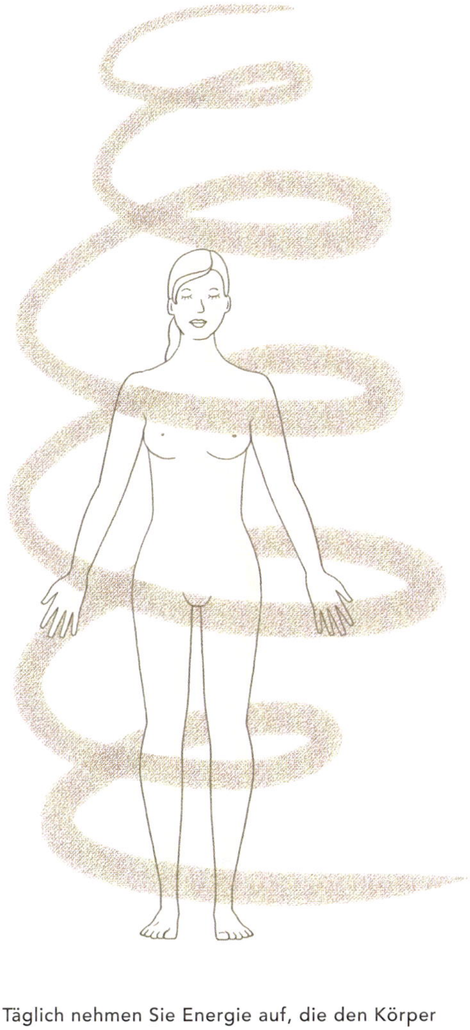

▲ Täglich nehmen Sie Energie auf, die den Körper versorgt, der aus den 5 Tiefen besteht.

DIE 5 GROSSEN ENERGIESTRÖME

In der 6. Tiefe entstehen die 5 großen feinstofflichen Energieströme: Hauptzentralstrom, linker und rechter Betreuerstrom sowie linker und rechter Vermittlerstrom. Wenn die Meridiane der TCM, die im Jin Shin Jyutsu Organströme heißen, die großen Flüsse des Körpers wären, dann wären diese 5 Energieströme wie der Regen, der diese Flüsse erst speist und das Land fruchtbar macht, also den Menschen nährt und gesund erhält.
Im Jin Shin Jyutsu wird ausschließlich mit diesen 5 feinstofflichen Energieströmen gearbeitet, was einen Unterschied zur TCM darstellt, die nur mit den Meridianen arbeitet, welche körperliche Strukturen sind.
Im zweiten Teil des Buches werden Sie auch die Organströme kennenlernen. Selbst wenn ein Organstrom harmonisiert werden soll, nutzt man dafür die 26 Sicherheitsenergieschlösser, die alle auf den Betreuer- und Vermittlerströmen liegen, also von feinstofflicher und nicht körperlicher Natur sind.

Der Hauptzentralstrom

Der wichtigste Strom des menschlichen Systems ist der Hauptzentralstrom. Er fließt in der Mitte Ihrer Körpervorderseite nach unten, an Ihrem Rücken wieder nach oben und bildet so einen Kreislauf. Wenn das Qi dort frei fließt, kann alles frei fließen.

Die beiden Betreuerströme

Aus der Einheit des Hauptzentralstroms entsteht die Zweiheit der beiden Betreuerströme.

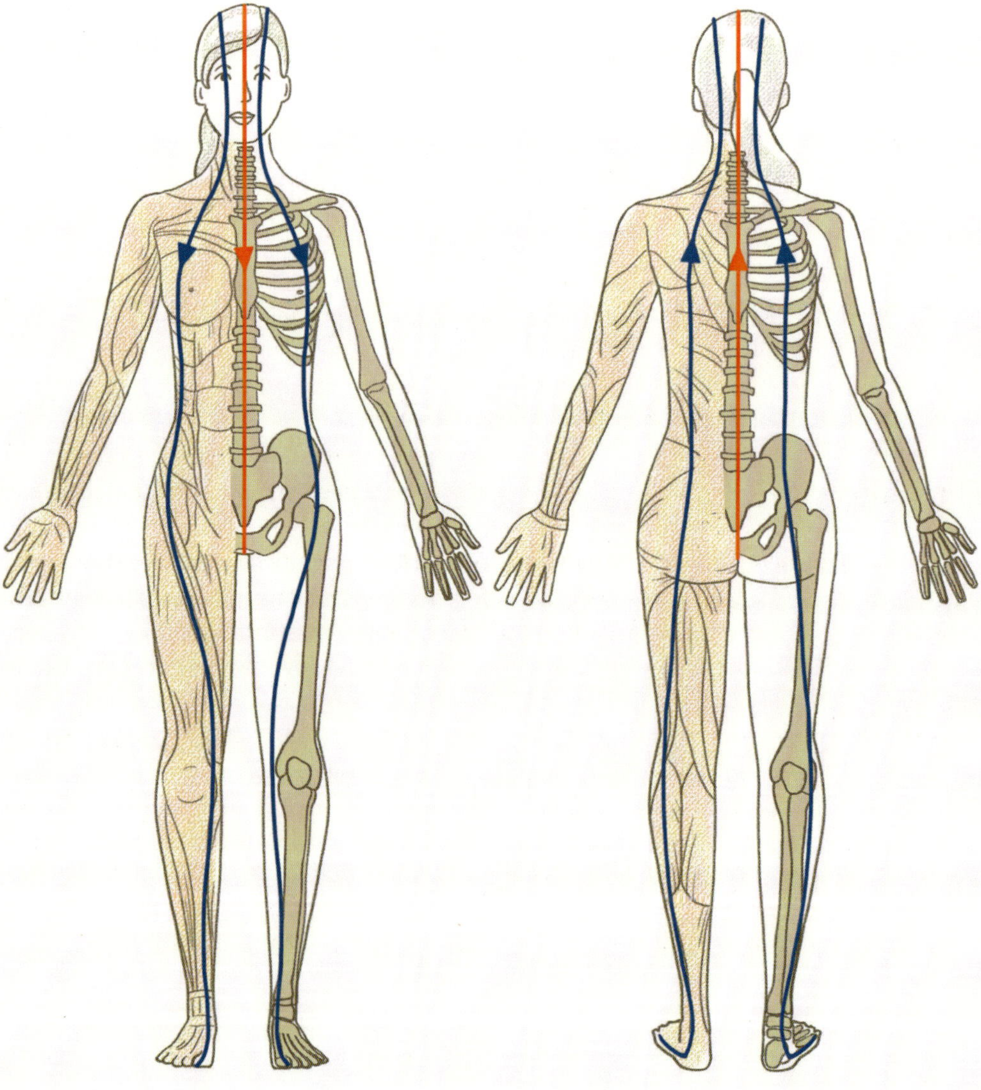

▲ Der Hauptzentralstrom und die beiden Betreuerströme

Der linke Strom betreut die linke Körperseite, der rechte Strom die rechte Seite. Beide durchströmen den Körper, indem sie vom Kopf bis zu den Füßen vorne herunter und hinten wieder herauf fließen.

Die beiden Vermittlerströme

Aus den Betreuerströmen, die für Gegensätze oder Yin und Yang stehen, entsteht die verbindende Energie, die beiden Vermittlerströme, welche die beiden Körperseiten miteinander verbinden, indem sie mehrmals Ihre Körpermitte kreuzen und auch durch Ihre Arme fließen. Sie sind zuständig für alle Aktivität in Ihrem Körper, Ihrem Denken und Ihrem Geist.

DIE 12 ORGANSTRÖME

Aus dem Vermittlerstrom fließt jetzt die Energie in die körperliche Ebene mit den zwölf Organströmen. Das sind Energiekanäle in Ihrem Körper, die eine große Ähnlichkeit mit den Meridianen in der TCM haben. Die Organströme sind körperliche Strukturen. Ihnen sind auch Organe, Sinnesorgane und Körperstrukturen wie Haut, Muskeln, Blut und Knochen zugeordnet. Sie sind vergleichbar mit großen Flüssen, die durch unseren Körper fließen.

DIE SPEZIALSTRÖME

Damit auch jede einzelne Zelle mit Energie versorgt wird, strömt die Energie als nächstes aus den Organströmen in viele kleine Energiekanäle, die im Jin Shin Jyutsu als die Spezialströme oder in der indischen Medizin als Nadis bezeichnet werden.

Insgesamt gibt es 144.000 dieser Spezialströme. Man kann sich das so vorstellen: Wenn die Organströme die großen Ströme eines Landes wären, dann wären die Spezialströme die kleinen Flüsse und Bäche.

DIE 26 SICHERHEITS-ENERGIESCHLÖSSER

Alles im Jin Shin Jyutsu dreht sich um die Sicherheitsenergieschlösser. Das sind Energiezentren, die über die Berührung des Körpers aktiviert werden. 23 dieser Schlösser liegen auf den beiden Betreuerströmen, die restlichen drei an den Armen auf den Vermittlerströmen.

Die Sicherheitsenergieschlösser sind keine körperlichen Strukturen, wie es zum Beispiel die Akupunkturpunkte sind. Sie liegen stattdessen in Ihrem feinstofflichen Energiekörper und können über die Berührung des Körpers an den zugeordneten Stellen behandelt und geöffnet werden.

Diese Schlösser sind vergleichbar mit einem Sicherheitssystem in unserem Körper. Wenn Sie geboren werden, sind alle Schlösser noch weit offen. Aber schon an Ihrem ersten Lebenstag haben Sie begonnen, sich der Umgebung anzupassen, damit Ihre Bedürfnisse befriedigt werden. Im Laufe des Lebens kommen belastende Erlebnisse hinzu. Dadurch verschließen sich die Schlösser mehr und mehr, damit auch Menschen mit feiner Sensibilität überleben können. Die Schlösser verschließen sich jedoch nie vollständig, denn dann wäre der Körper tot. Sie funktionieren zum Teil aber nur noch mit einem kleinen Teil ihres eigentlichen Potenzials.

Jin Shin Jyutsu ist die Kunst, Ihre Schlösser wieder aufzuschließen, indem Sie sie, wie mit dem Dimmer einer Lampe, mit jeder Behandlung ein wenig weiter aufdrehen. Dadurch entstehen Tag für Tag mehr Lebensfreude sowie geistige und körperliche Gesundheit.

Strömen um gesund zu werden

Im Jin Shin Jyutsu werden immer zwei Schlösser sanft gehalten, indem Sie den Ort, an dem die Schlösser sich befinden, mit den Fingern berühren oder die ganze Hand darauflegen. Jedes Schloss hat einen Durchmesser von 7 cm. Darum werden Sie die Wirkung des Strömens auch spüren, wenn Sie nicht genau das Zentrum des Schlosses treffen.

Jeder Mensch verfügt über die Fähigkeit, mit den Händen zu heilen. Bei manchen Menschen ist diese Fähigkeit stärker ausgeprägt als bei anderen. Ihre »Heilenergie« fließt am stärksten in Ihren Fingerspitzen und im Zentrum Ihrer Handfläche. Darum nutzen Sie diese, um die Schlösser zu berühren und bewirken so, dass die Lebensenergie verstärkt zu strömen beginnt. Das Anwenden von Jin Shin Jyutsu wird daher auch »Strömen« genannt.

Im praktischen Teil dieses Buches finden Sie einfache Übungen, die Sie selbst durchführen können. Vielleicht merken Sie dann schon nach kurzer Zeit, dass ein Pulsieren in den Schlössern zu spüren ist: Energie fängt an, verstärkt zu fließen. Der Puls wird sich nach und nach verändern, er wird innerhalb von kurzer Zeit ruhiger und gleichmäßiger werden. Das ist das Zeichen, dass Sie bereit sind, weiterzugehen, indem Sie die nächsten Schlösser oder Finger halten. Zwei bis drei Minuten sind eine gute Zeitspanne, um zwei Schlösser zu strömen. Wenn Sie wollen, können Sie die Schlösser aber auch länger halten. Falls Sie beim Strömen einschlafen, ist das in Ordnung, vielleicht haben Sie das gebraucht. Wenn Sie von jemandem behandelt werden, spüren Sie das Pulsieren selbst meistens nicht, hier können Sie sich nach und nach immer tiefer in die Entspannung fallen lassen.

Es wird beim Strömen keinerlei Druck angewandt. Dadurch hat im Gegensatz zu Massage und Akupressur unserer Lebenskraft freie Hand, was sie mit diesem von Ihnen gesetzten Impuls machen will. Da bei jedem die Lebenskraft anders fließt, wird die Wirkung des Strömens sehr individuell sein, also bei jedem ein wenig anders wirken.

Sich selbst und andere strömen

Jin Shin Jyutsu ist für jeden Tag des Lebens gedacht. Die Wirkung wird sich nach und nach entfalten, so wie ein Baum Jahr für Jahr wächst und so jedem Sturm standhalten kann. Wenn Sie diese Kunst mit voller Aufmerksamkeit und müheloser Konzentration anwenden, wird sie am besten wirken. Wichtiger ist es aber, sie so oft wie möglich anzuwenden und in den Alltag zu integrieren. Nutzen Sie also jede Gelegenheit, um sich selbst die Finger zu halten oder Ihre Schlösser zu strömen. Ich ströme mich meistens in meiner Mittagspause, andere strömen sich morgens oder abends im Bett. Ansonsten nutze ich jeden längeren Moment, an dem ich meine Hände nicht gebrauche, um mir die Finger zu halten.

Es tut mir darüber hinaus auch gut, eine Stunde lang eine Behandlung von jemand anderem zu

DAS QI ERFAHREN

Finden Sie Ihr Qi, Ihre Lebensenergie, die aus Ihren Händen strömt. So geht´s:

- Reiben Sie Ihre Hände eine Minute kräftig aneinander.
- Halten Sie die Hände vor Ihren Körper, so dass die beiden Handflächen im Abstand von ca. 15 cm aufeinander zeigen.
- Nehmen Sie als erstes das Kribbeln wahr, welches durch das Reiben entstanden ist.
- Spüren Sie, wie sich der Raum zwischen Ihren Händen anfühlt.
- Bewegen Sie Ihre Handflächen langsam aufeinander zu und, bevor diese sich berühren, wieder auseinander.

Wie fühlt sich das an, was Sie zwischen Ihren Händen wahrnehmen? Lassen Sie sich einige Minuten Zeit, um es zu spüren und experimentieren Sie damit, wie das Gefühl sich verändert, wenn sich die Position Ihrer Hände verändert. Es kann sein, dass Sie mehrere Anläufe benötigen, bis Sie etwas registrieren. Vielleicht fühlt es sich an wie ein Widerstand – wie bei zwei Magneten oder wie wenn Sie gegen einen Luftballon drücken.

Das, was dort zu spüren ist, ist Qi, die Lebensenergie, die aus Ihren Händen strömt. Genau diese setzten Sie beim Jin Shin Jyutsu ein. Jeder Mensch besitzt diese Fähigkeit, mit den Händen zu heilen. Darum legen Sie sich bei Magenschmerzen die Hand auf den Bauch. Durch das tägliche Anwenden der Heilenergie Ihrer Hände wird Ihre Heilkraft sich sogar noch verstärken, und Sie werden Jin Shin Jyutsu und auch Ihr ganzes Leben immer intensiver erleben.

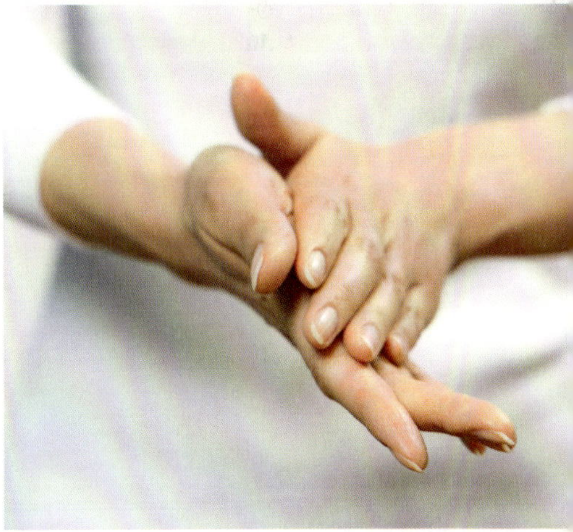

HELFEN SIE SICH IN NOTFÄLLEN SELBST

Diese beiden Anwendungen können Sie immer wieder, gerade in Notfällen, anwenden.

1. Legen Sie die linke Hand auf den Körper und die rechte Hand darüber. Das ist wirksam, um etwas aus dem Körper heraus zu befördern. Sie können diesen Griff zum Beispiel bei einem Insektenstich, einer eitrigen Entzündung der Haut oder einem Splitter anwenden.

2. Legen Sie die rechte Hand auf den Körper und die linke Hand darüber. Sie bewirken damit, dass die Energie in den Körper hineinfließt. Darum verschließt dieser Griff blutende Wunden und frische Operationsnarben.

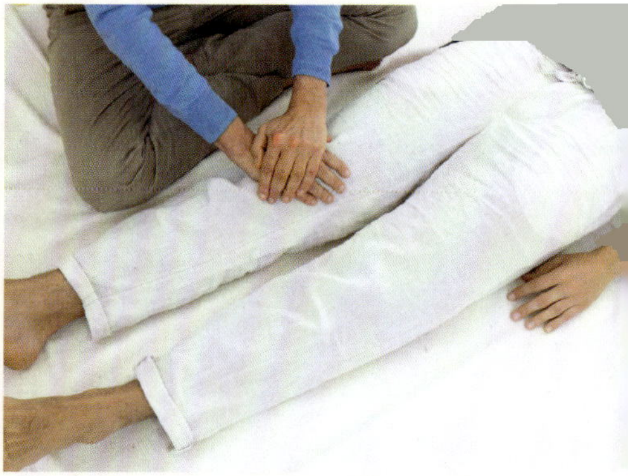

bekommen. Wenn ich geströmt werde, kann ich noch tiefer loslassen und noch einfacher in den Raum voller Entspannung gelangen.

Wie wäre es, wenn Ihre beste Freundin oder Ihr Partner auch Jin Shin Jyutsu lernt? Dann können Sie sich zum gegenseitigen Strömen treffen.

Sein statt tun

Wenn Sie sich oder jemand anderen strömen, benutzen Sie in erster Linie nicht Ihre eigene, sondern die allgemeine kosmische Heilenergie, die Sie aufnehmen, durch Ihren Körper leiten und die dann beim Strömen aus Ihren Händen fließt. Wenn Sie jemand anderen strömen, erhalten Sie dadurch selbst auch eine Behandlung, denn die durch Sie strömende Energie wirkt auch in Ihnen.

Wenn ich jemand anderen behandle, wird mir meistens dabei warm, ich spüre, wie die Energie durch mich fließt und mich erwärmt, so wie eine Glühbirne sich erwärmt, weil Strom durch sie hindurchfließt. Außerdem entspanne ich mich dabei so tief, dass es mir nach jeder Behandlung besser geht als vorher.

Ich empfehle Ihnen: Versuchen Sie sich beim Strömen so gut wie möglich zu entspannen. Haben Sie kein Ziel und keine Erwartungen. Probieren Sie nicht, etwas Bestimmtes zu erreichen oder jemandem zu helfen. Genießen Sie einfach nur diese Zeit der ziellosen Präsenz und des Nichts-Tuns. Der Müßiggang ist in einem Leben, das mit viel Stress und Aktivitäten angefüllt ist, ein großer Schlüssel zur Gesundheit. Wenn Sie beim Strömen innerlich leer werden, kann die Heilkraft noch stärker fließen. Sein statt tun.

Die Kraft der Gedanken und der Konzentration

Eine Kursteilnehmerin von mir ging nach dem Kursabend zu ihrem Mann ins Krankenhaus und zeigte ihm, welche Schlösser bei seiner Erkrankung wirksam sind. Da er selbst aufgrund seiner Erkrankung diese Schlösser nicht erreichen konnte, kam er auf die Idee, nichts anderes zu tun als sich nacheinander auf jedes Schloss zu konzentrieren. Dadurch wurde er schneller gesund als erwartet.

Auch viele Wissenschaftler sind heute so weit, zu sagen: Alles ist Energie. Materie ist reine Energie, die nur langsamer schwingt als zum Beispiel die Energie in einem Gedanken. Die Energie folgt dem Bewusstsein.

Sicher und ohne Nebenwirkungen

Jin Shin Jyutsu hat 3 große Vorteile:

1. Es ist so einfach, dass Sie sofort anfangen können.
2. Es gibt keine Nebenwirkungen. Manchmal werden Sie beim Strömen andere Ihnen vorher unbekannte Energieblockaden im Körper bemerken.
   Wenn Sie dann trotzdem weiterströmen, werden sich auch diese Staus während oder nach dem Strömen auflösen.
3. Im Jin Shin Jyutsu können Sie nichts falsch machen. Wenn Sie zum Beispiel mal links mit rechts verwechselt haben, braucht es vielleicht etwas länger, bis Sie die Energie in die Balance gebracht haben, es kann aber nichts Negatives passieren.

Jin Shin Jyutsu ist eine Heilkunst und keine Technik. So wie niemand falsch malen kann, kann auch niemand falsch strömen. Jeder darf seinen eigenen Stil anwenden, also so strömen, wie es angemessen und wirksam ist. Experimentieren ist erlaubt und wird empfohlen.

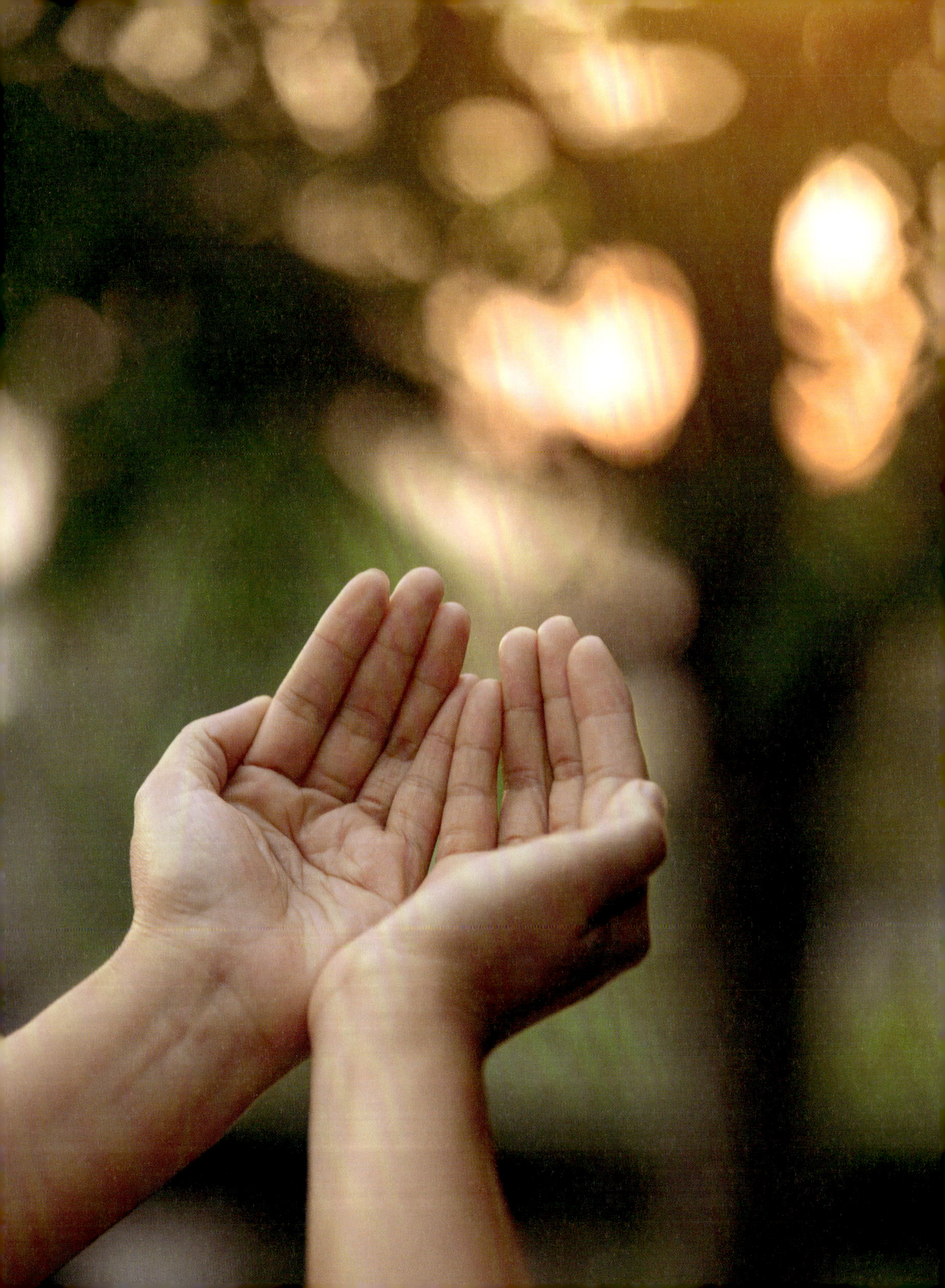

Anwendungen für jeden Tag

Jin Shin Jyutsu können Sie täglich anwenden, um gesund zu werden oder gesund zu bleiben. Alle Anwendungen sind sehr einfach zu machen und brauchen keine Vorerfahrung. Sie können jetzt sofort loslegen.

Die Finger halten – der Schlüssel zur emotionalen Entspannung

TAG FÜR TAG DIE FINGER HALTEN

Um sich und andere zu heilen, können Sie die Fähigkeit Ihrer Hände nutzen. Da in der linken und in der rechten Hand unterschiedliche Energien fließen, ist es wichtig darauf zu achten, wo welche Hand platziert wird.

Die 5 Tiefen entsprechen den 5 Elementen oder Wandlungsphasen, wie Sie die Traditionelle Chinesische Medizin beschreibt: Holz, Feuer, Erde, Metall und Wasser. Diese 5 Tiefen sind außerdem den 5 Fingern zugeordnet. Jedem Finger sind eine Emotion, 2 Organe, ein Sinnesorgan und eins der 5 Elemente zugeordnet.

So einfach geht´s: Halten Sie die 10 Finger Ihrer Hände nacheinander ohne Druck, indem Sie jeden Finger für einige Minuten sanft mit der anderen Hand umschließen. Jin Shin Jyutsu hat der TCM noch die 6. Tiefe hinzugefügt. Um diese zu harmonisieren, legen Sie Ihre Fingerspitzen in das Zentrum der Handfläche der anderen Hand.

Die Reihenfolge, in der Sie die Finger halten, ist nicht wichtig, und Sie müssen nicht jedes Mal alle Finger halten. Sie können auch nur einen einzelnen Finger halten, zum Beispiel den Zeigefinger, wenn Sie beim Zahnarzt sitzen und Angst haben. Eine meiner Kurs-Teilnehmerinnen war Lehrerin und ließ vor jeder Klassenarbeit ihre Schüler nur den Daumen und den Zeigefinger halten, weil das bei Sorgen und Ängsten hilft. Seitdem waren alle Ihre Schüler vor den Arbeiten entspannt.

Durch diese einfache Anwendung bringen Sie die 5 Tiefen, aus denen Ihr Körper aufgebaut ist, die 6. Tiefe, sowie alle Organströme in Harmonie und gleichen Ihre Organe, Ihre Sinnesorgane und auch Ihre Emotionen aus.

Machen Sie diese Anwendung zu Ihrer täglichen Gewohnheit. Wann immer Sie Ihre Hände frei haben, halten Sie sich die Finger, im Kino, beim Nachhauseweg in der Bahn, bei Unterhaltungen und Besprechungen.

Folgende Tabelle gibt Ihnen eine Übersicht, welches Element, welche Tiefe, welche Organe und Emotionen den jeweiligen Fingern zugeordnet sind.

Den Daumen halten – für Süßschnäbel mit Sorgen

»Ich drücke Dir die Daumen.« Das sagen wir zu

Finger	**Daumen**	**Zeige-finger**	**Mittel-finger**	**Ring-finger**	**Kleiner Finger**	**Handinnen-fläche**
Element	Erde	Wasser	Holz	Metall (Luft)	Feuer	Ursprüng-liches Feuer
Tiefe	1	4	3	2	5	6
Organ und Organstrom	Magen, Milz	Nieren, Blase	Leber, Gallenblase	Lunge, Dickdarm	Herz, Dünndarm	Zwerchfell, Nabel
Negative Einstellung	Sorge, Grübeln	Angst	Zorn, Ärger, Wut	Trauer	Bemühung, Verstellung	Jenseits von Ein-stellungen
Positive Einstellung	Vertrauen, klares Denken	Mut	Toleranz, Geduld	Mitgefühl	Freude	
Wirkung	Haut-oberfläche, Wunden	Muskeln	Blut, Gelenke	Hauterkran-kungen	Knochen	Lebens-atem
Sinnesorgan (TCM)	Mund, schmecken	Ohren, hören	Augen, sehen	Nase, riechen	Zunge, sprechen	

jemandem, der gerade eine Prüfung vor sich hat oder etwas Schwieriges unternehmen will. Das heißt mit anderen Worten: »Es wird schon gutgehen, mache dir keine Sorgen.«

Das Halten Ihrer Daumen hilft Ihnen tatsächlich, wenn Sie sich viele Sorgen machen, wenn Ihnen alles auf den Magen schlägt. Es führt zu mehr Vertrauen in die Vollkommenheit von allem, was ist.

Denn selbst wenn etwas schiefläuft oder Sie einen Fehler machen: Hinterher zeigt sich in vielen Fällen doch, dass es gar nicht so schlimm oder sogar gut war.

Den Daumen zu halten, hilft auf der körperlichen Ebene der ganzen Verdauung, besonders Ihrem **Magen** bei akuten und chronischen Magenschmerzen, bei Essstörungen und bei großem Verlangen nach Süßigkeiten. Halten Sie Ihren Daumen, um sich auf allen Ebenen gut zu nähren. Was tut Ihnen gut?

Auch auf der geistigen Ebene hilft das Halten Ihrer Daumen Ihnen, sich vom Leben genährt und erfüllt zu fühlen. Es hilft Ihnen, mehr den Überfluss als den Mangel, also halbvolle statt halbleere Gläser, zu sehen.

Ebenfalls dem Daumen zugeordnet ist die **Milz.** Diese reinigt unser Blut und hilft, sich voller Energie und Elan zu fühlen.

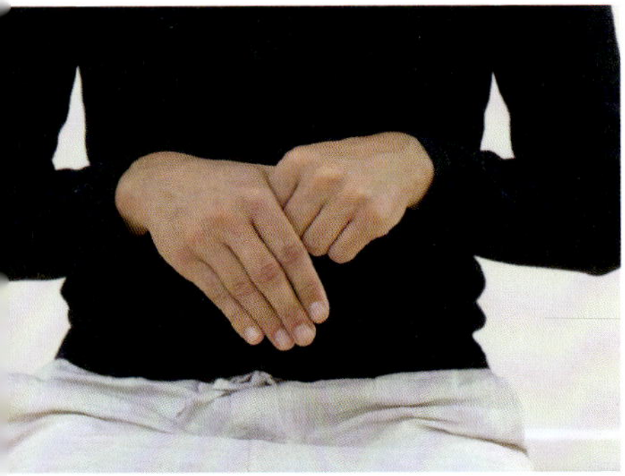

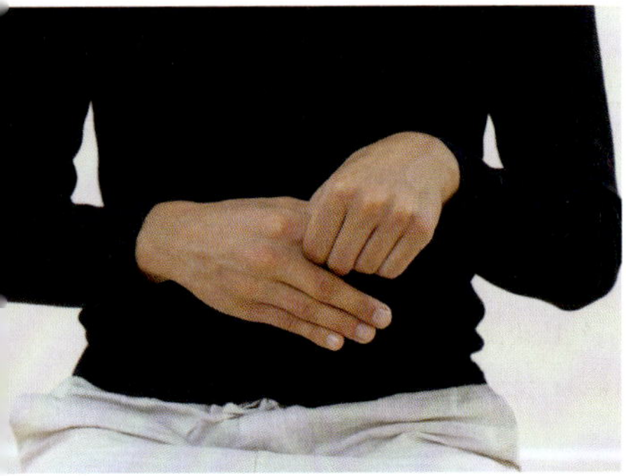

Auch Ihr **Mund** wird durch das Halten des Daumens positiv beeinflusst. Hier beginnt die Verdauung. Das Halten Ihres Daumens kann auch bei Herpes, Aphthen und anderen Erkrankungen der Mundhöhle und bei Zahnschmerzen heilsam wirken.

Das Element, das zum Daumen gehört, ist die **Erde**. Dieses Element hilft Ihnen, Ihren eigenen Körper und Ihr Körpergewicht genau so anzunehmen, wie es grade ist, sowie Ihr ganzes Leben mit allen Herausforderungen zu meistern. Das Element Erde ist auch den ersten Jahren des Lebens zugeordnet, in denen es darum geht, von den Eltern gut genährt zu werden, zu wachsen und eine gute Struktur zu bekommen. Den Daumen zu halten ist gut für Menschen, die mehr Struktur in ihrem Leben brauchen und nicht geerdet sind, auch für Babys, damit sie hier gut auf der Erde ankommen.

Den Zeigefinger halten – sich nicht vor Angst in die Hosen machen

Menschen, die einem Kind drohen, tun dies, indem Sie mit erhobenem Zeigefinger vor dem Kind hin und her wedeln. Niemand würde dafür den kleinen Finger oder den Daumen nehmen. Denn der Zeigefinger steht für **Angst**. Diese ist die Grundlage vieler Handlungen. Vielleicht folgen Sie nicht Ihrer inneren Bestimmung aus Angst vor den Konsequenzen, wählen zum Beispiel nicht den Beruf, den Sie am meisten mögen, sondern einen Beruf, von dem Sie sich Geld und gesellschaftlichen Status erhoffen. Den Zeigefinger zu halten, wird Sie darin unterstützen, den Mut zu haben, wieder zu Ihrem ureigenen Weg zurückzukehren.

Das Halten der Zeigefinger hilft Ihren **Nieren**. Wenn Ihnen sprichwörtlich etwas an die Nieren gegangen ist, hat Sie das tief in Ihrem Inneren bewegt. Auch hier ist oftmals Angst die Ursache, denn die Nieren werden durch Angst geschwächt. Oft sind dafür sehr alte und tiefgehende Strukturen in Ihren Gedanken und Ihrem Verhalten verantwortlich, denn die Niere speichert die Erbenergie, die Sie von Ihren Eltern mitbekommen haben.

Niere und **Blase** sind auch dafür zuständig, zu entgiften, sowohl körperlich als auch energetisch. Das Halten der Zeigefinger unterstützt die beiden Organe bei den Entgiftungsprozessen. Es gibt eine Verbindung zwischen den Nieren und den Ohren – die äußeren, sichtbaren Ohren haben sogar eine ähnliche Form und Größe wie die Nieren. Darum können Sie die Zeigefinger auch bei Ohrenschmerzen, Ohrgeräuschen und Schwindel halten.

Das Element, das dem Zeigefinger zugeordnet ist, ist das **Wasser**. Es unterstützt Sie darin, in Bewegung zu bleiben und besser mit anderen zu kommunizieren, ein besseres Verständnis für die Hintergründe einer Situation zu erhalten und nach und nach mehr Mut zu entwickeln.

Es stärkt auch Ihre Muskeln. Den Zeigefinger zu strömen hilft bei allen akuten und chronischen Muskelproblemen, vom Muskelkater über Muskelschmerzen bis hin zu Lähmungen.

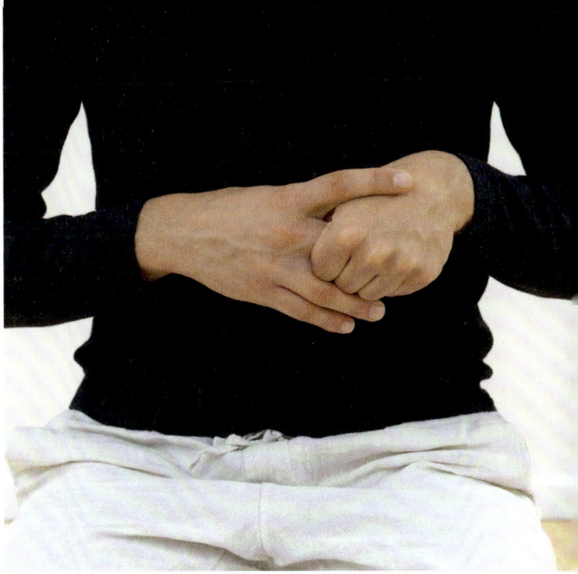

Den Mittelfinger halten – den Stinkefinger einfahren

Ist Ihnen vor Ärger schon mal die Galle hochgekommen oder eine Laus über die Leber gelaufen? Haben Sie vor lauter Wut schon mal den „Stinkefinger" in die Luft gestreckt?

Die Alternative dazu ist, sich die eigenen Mittelfinger zu halten, wenn Sie verärgert sind. Das wird Ihnen helfen, den Ärger weder herunterzuschlucken noch Ihn auszuagieren. Ärger ist einfach nur Energie. Das Halten der Mittelfinger hilft Ihnen, diese Energie in Enthusiasmus, Aktivität und inneres Wachstum umzulenken.

Die **Leber**, die dem Mittelfinger zugeordnet wird, ist ein besonders wichtiges Organ, weil dort über hundert verschiedene Stoffwechsel-Prozesse stattfinden. Sie ist unter anderem für die Entgiftung und die Blutgerinnung mit zuständig. Sie hilft den Gelenken und der Geschmeidigkeit des Körpers, zum Beispiel bei Arthrose und Arthritis.

Auch die **Gallenblase** kann durch das Halten des Mittelfingers positiv beeinflusst werden. Da ihr Organstrom außen am Körper entlangläuft, hilft das Halten des Mittelfingers auch bei seitlichen Kopfschmerzen und Migräne. Halten Sie die Mittelfinger ebenfalls bei allen Projekten der **Augen**, bei akuten Krankheiten oder bei chronischen Fehlfunktionen wie Weit- und Nahsichtigkeit.

Das Halten des Mittelfingers wird Sie außerdem bei allen Anomalien des Bluts und des Blutkreislaufs wie hohem oder niedrigem Blutdruck, Anämie und Leukämie unterstützen.

Das Element **Holz**, das zum Mittelfinger gehört, hilft Ihnen zu mehr Wachstum und Ausdehnung. So ist auch der Frühling, in dem das Leben voller frischem Wachstum ist, dem Holz-Element zugeordnet. Es hilft »Ja« zum Leben zu sagen und kreativ zu sein.

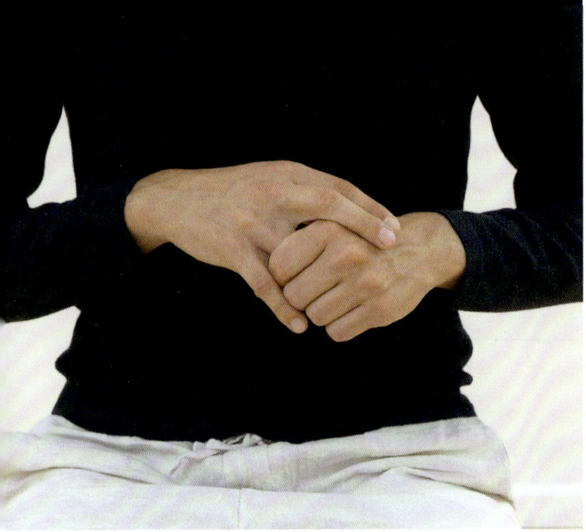

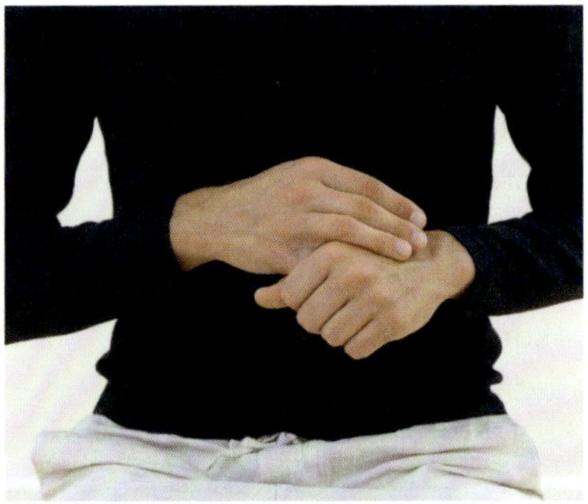

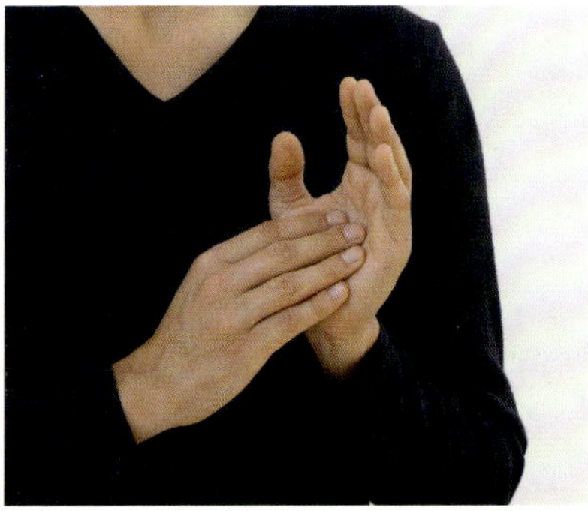

Den Ringfinger halten – sich und andere lieben

Trauer ist eine wichtige Emotion, um Abschied zu nehmen und wieder in Frieden zu kommen. Diese Emotion ist dem Daumen zugeordnet.

Über die **Lunge,** die zum Ringfinger gehört, und den Atem nehmen Sie am meisten kosmische Energie auf. Ein frei fließender, tiefer Atem wird Ihr ganzes Leben mit Energie und Lebensfreude füllen. Halten Sie den Ringfinger bei Erkältungen, Bronchitis, Asthma und Heuschnupfen. Aus meiner Erfahrung haben Probleme in den Lungen und im Atemtrakt einen Bezug zu Stress, den Sie gerade in Beziehungen oder auf der Arbeit erleben.

Über die Lunge, den **Dickdarm** und die Haut entgiftet sich der Körper, indem er das ausscheidet, was er nicht mehr benötigt.

Das Element, das zum Ringfinger gehört, ist Metall. Dieses Element unterstützt die Liebe, so wie ja auch ein Ehering ein Symbol der Liebe darstellt. Wenn Sie sich gerade verliebt haben, fühlen Sie keine Trauer, im Gegenteil, Sie sehen die Schönheit und die Harmonie, in allem was ist. Wenn Sie lieben, sind Sie in Verbindung und Beziehung mit sich selbst und mit den anderen. Die Lungen sind mit den Nieren die einzigen paarigen Organe im Körper. Sie gehen also eine Beziehung ein, ganz ähnlich wie Sie mit anderen Menschen.

Das Element Metall ist zudem auch eine große Hilfe für die Haut, bei Ekzemen oder Neurodermitis. Halten Sie den Ringfinger, wenn Sie Probleme mit Ihrer Haut haben.

Den kleinen Finger halten – Freude statt Bemühung

Die Idee, etwas erreichen zu wollen, ist für die meisten Menschen mit **Bemühung**, Anstrengung und eisernem Willen verbunden. In der Schulzeit haben zum Beispiel fast alle zu hören bekommen: »Jetzt streng dich doch mal an. Jetzt gib dir doch mal Mühe.« Das vielleicht größte Geschenk des Jin Shin Jyutsu ist, dass Sie jetzt müheloser werden können und lernen, dass Sie auch mit Loslassen und **Freude** Ihren Willen entspannt einsetzen können, um ans Ziel zu kommen. Ganz nach dem Motto: »Das mache ich doch mit dem kleinen Finger.«

Stärken Sie durch das Halten Ihres kleinen Fingers Ihr **Herz.** Sie können die kleinen Finger sowohl für die Harmonisierung aller Herzensangelegenheiten wie Liebeskummer, Hartherzigkeit und Weichherzigkeit, als auch für alle körperlichen Projekte im Bereich von Herz und Blutkreislauf, wie zum Beispiel zur Vorbeugung von einem Herzinfarkt und Arteriosklerose, halten.

Auch der **Dünndarm** ist dem kleinen Finger zugeordnet. Er entscheidet, was aus der Nahrung absorbiert und was ausgeschieden wird. Wenn Sie den kleinen Finger halten, werden auch Sie genauer wissen, was gut für Sie ist und was nicht.

Als 5. Sinn gibt es in der TCM nicht den Tastsinn, sondern die **Zunge,** die dem kleinen Finger zugeordnet ist. Die Zunge und die Sprache sind dem Herzen zugeordnet, und so hilft der kleine Finger Ihnen, eine freudige und liebevolle Sprache zu entwickeln.

Das Element Feuer wird dem kleinen Finger zugeordnet, welches hilft, Sie mit Ihrer Freude, Vitalität und ureigenen Energie zu verbinden. Mary Burmeister hatte dafür ein Jin-Shin-Jyutsu-Mantra: »Es ist wie es ist, und wie es ist, ist es.« Das Element Feuer versorgt auch Ihre Knochen mit Energie. Darum ist der kleine Finger für Disharmonien in diesem Bereich zuständig, also zum Beispiel für Knochenbrüche, Wachstumsschmerzen und Abnutzung der Gelenke.

Das Zentrum der Handfläche halten – bei sich selbst ankommen

Mit der 6. Tiefe kehren Sie aus dem Körper zurück in die Dimension, aus der Sie Ihre Energie am Anfang dieser Reise getankt haben. Alles Verbrauchte und nicht mehr Benötigte geben Sie aus dem Körper ab, es wird energetisch gereinigt und kehrt zur Quelle zurück. Von dort beginnt der Kreislauf erneut.

Legen Sie Ihre Fingerspitzen in das Zentrum der Handfläche der anderen Hand. Das hilft Ihnen, sich zu zentrieren, bei sich selbst anzukommen und sich mit Ihrer Essenz zu verbinden. Der Mond ist der 6. Tiefe und damit Ihrem Unterbewusstsein zugeordnet. Das Zentrum der Handfläche zu halten, wird darum Ihrem Schlaf helfen und Sie generell dabei unterstützen, immer wieder zur Ruhe zu kommen und über Ihr Leben zu reflektieren, so wie der Mond das Licht der Sonne reflektiert.

Die beiden Organströme von Zwerchfell und Nabel, auf die sich das Halten der Handfläche auswirkt, sind keinem Organ zugeordnet.

Strömen Sie los

DER FINGER-ZEHEN-STROM – EINFACH GESUND WERDEN

Diesen Strom können Sie nur bei anderen anwenden. Sie haben jetzt das Halten der eigenen Finger kennengelernt. Wenn Sie bei anderen die Finger halten wollen, gibt es die Möglichkeit, dabei mit der anderen Hand einen Zeh mitzuhalten. Das ist sehr einfach anzuwenden.
Die Wirkungsrichtung auf die 6 Tiefen ist die gleiche, wie Sie es bereits beim Halten der Finger kennengelernt haben. Zusätzlich beginnen oder enden an den Fingern und an den Zehen auf der körperlichen Ebene alle 12 Organströme.

FINGER UND ZEHEN HALTEN

Setzen Sie sich auf die Seite des Behandelten in Höhe seines Oberschenkels. Die Hand des Behandelten liegt auf seinem Bauch, damit Sie seine Finger gut erreichen können. Wenn Sie jemanden strömen, der sehr groß ist, ist es leichter für Sie, wenn er während des Strömens die Beine etwas anzieht; dann ist der Abstand zwischen Fingern und Zehen nicht so groß. Wenn Sie diese Behandlung alleine geben, behandeln Sie zuerst die rechte Seite, setzen sich dann falls möglich, auf die andere Seite des Behandelten und wiederholen die Griffe auf der anderen Seite mit den rechten Fingern und den linken Zehen.
Wenn Sie zu zweit sind, dann setzen Sie sich jeweils auf eine Seite und strömen beide Seiten gleichzeitig. Damit Sie die gegenüberliegenden Hände gut erreichen können, überkreuzt der Behandelte seine Hände über dem Bauch.

Man nennt diesen Strom auch den Krankenhausstrom - er ist ganz einfach am Krankenbett anzuwenden. Sie geben dem Kranken die folgende Beschreibung, und jeder Besucher hält dann während des Besuchs dem Kranken die Finger und Zehen. Sie werden sehen, wie schnell die Gesundung fortschreiten wird. Lassen Sie sich für jeden Griff 2-3 Minuten Zeit.
Gehen Sie wie folgt vor:

1. Halten Sie den linken Daumen zusammen mit dem rechten kleinen Zeh.
2. Halten Sie den linken Zeigefinger zusammen mit dem rechten Ringzeh (dem Zeh direkt neben dem kleinen Zeh).
3. Halten Sie den linken Mittelfinger zusammen mit dem rechten mittleren Zeh.
4. Halten Sie den linken Ringfinger zusammen mit dem rechten Zeige-Zeh (dem Zeh direkt neben dem großen Zeh).
5. Halten Sie den linken kleinen Finger zusammen mit dem rechten großen Zeh.
6. Halten Sie das Zentrum der linken Handfläche zusammen mit dem Zentrum der rechten Fußsohle

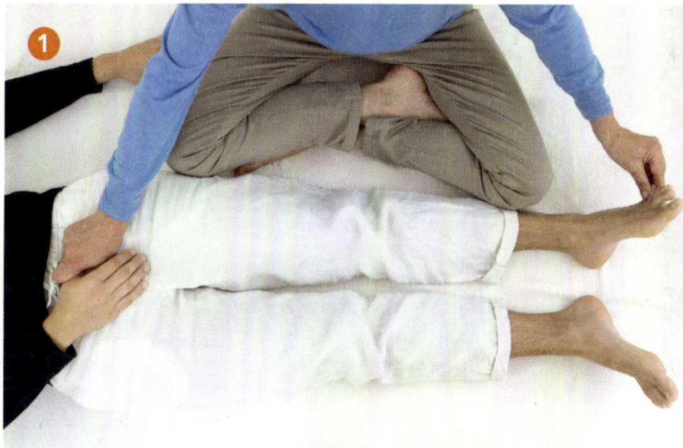

DER HAUPTZENTRALSTROM – TÄGLICH ENERGIE TANKEN

Da dieser Strom Sie mit der Ur-Quelle verbindet und aus ihm alle anderen Ströme entstehen, ist er besonders dazu geeignet, jeden Tag geströmt zu werden. Wenn er gut fließt, ist das die Grundlage für unser Wohlbefinden.

Legen Sie sich auf Ihr Sofa und richten Sie sich so ein, dass Sie jeden Griff ohne Anstrengung halten können. Sie können entweder die ganze Handfläche oder die Fingerspitzen auf den Körper legen:

1. Legen Sie die rechte Hand oben auf den höchsten Punkt des Scheitels. Diese Hand bleibt bis zum 7. Schritt dort liegen. Die linke

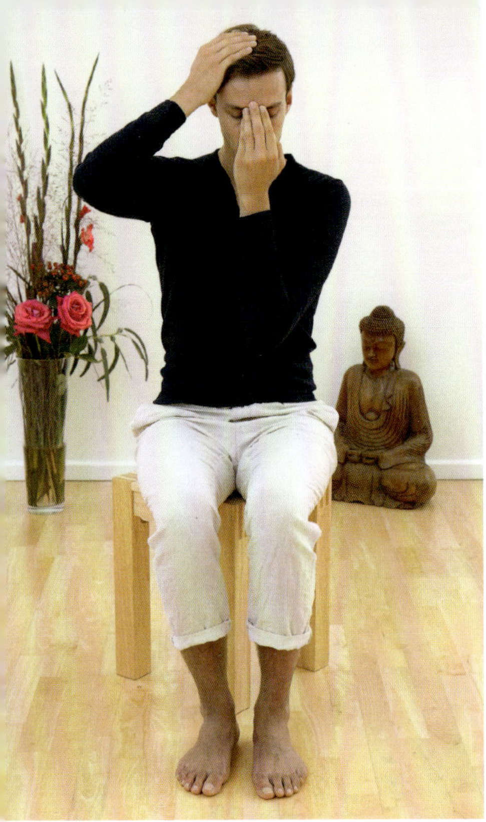

▲ Der erste Schritt des Hauptzentralstroms hilft Ihrer Intuition.

Hand geht zur Stirn, zwischen die Augenbrauen, das dritte Auge. Dieser Griff harmonisiert das Denken, bringt die beiden Gehirnhälften in Balance, hilft der Intuition und ist gut für einen erholsamen Schlaf. Sie können diesen Griff zum Einschlafen benutzen.

2. Die linke Hand geht zur Nasenspitze. Dieser Griff hilft den Genitalien und der Verdauung.

3. Die linke Hand geht zum unteren Ende der Halsgrube, die auch die obere Spitze des Brustbeins bildet. Das sorgt für gute Kommunikation, um Denken und Fühlen in Einklang zu bringen und damit ins Handeln zu kommen. Das hilft der Schilddrüse, die auch für unsere Rhythmen zuständig ist.

4. Die linke Hand geht zur Mitte des Brustbeins. Das ist der Ort, auf den Sie zeigen, wenn Sie »Ich« sagen. Das Herz kann durch Hartherzigkeit, aber auch durch zu große Warmherzigkeit und Mitleid leiden. Dieser Griff hilft, authentisches Mitgefühl zu entwickeln und ist gut für alle emotionalen Aufregungen, unterstützt die Lunge und das Immunsystem über die Stimulierung der unter dem Brustbein liegenden Thymusdrüse.

5. Die linke Hand geht an das untere Ende des Brustbeins. Direkt unter dem Brustbein liegt unser Sonnengeflecht. Das ist der Ort, an dem Ihr Wille und Ihre Durchsetzungskraft sitzen. Dieser Griff hilft uns »Ich will...« zu sagen, ohne dabei egozentrisch zu sein. Für die Nerven und die Oberbauchorgane Magen, Milz, Bauchspeicheldrüse, Leber und Gallenblase.

6. Die linke Hand geht 2 Daumenbreit über den Nabel. Der Nabel hat die Funktion, Sie mit Ihrer ursprünglichen Quelle, Ihrem Kraftpotenzial rückzuverbinden. Gut für die Verdauung.

7. Die linke Hand geht auf die Oberkante des Schambeins. Dieser Griff hilft dem Ausatem und ist gut, um den Kopf zu entlasten, er hilft, dabei, mehr Spaß am Leben zu haben und unterstützt die Sexualenergie.

8. Nun verlässt die rechte Hand den Kopf und geht zum Steißbein. Die linke Hand bleibt am Schambein. Dieser Griff unterstützt das Becken mit den Sexualorganen, Blase, Niere und dem Enddarm für die Ausscheidung.

Falls Sie mal zu wenig Zeit haben, um den ganzen Hauptzentralstrom zu machen, strömen Sie einfach nur den ersten und den letzten Schritt.

DIE BETREUERSTRÖME – DIE KÖRPERSEITEN AUSGLEICHEN

Diese einfache Sequenz von vier Griffen ist auch für jeden Tag geeignet. Besonders Menschen, die oft einseitige Symptome entwickeln, können diese anwenden. Am einfachsten ist es, diese Griffe im Sitzen anzuwenden.

Im Jin Shin Jyutsu ist die linke Körperseite für Ihre nach außen gerichteten, aktiven Yang-Anteile zuständig. Ihr ist auch die Vergangenheit zugeordnet. Die linke Seite wird durch den linken Betreuerstrom versorgt. Ihn können Sie mit den ersten 2 einfachen Griffen harmonisieren:

1. Die rechte Hand liegt locker auf der linken Schulter (Schloss 11). Die linke Hand geht in die linke Leistenbeuge in die Nähe des Schambeins (Schloss 15). Dieser Griff hilft Ihrer Energie, vor-

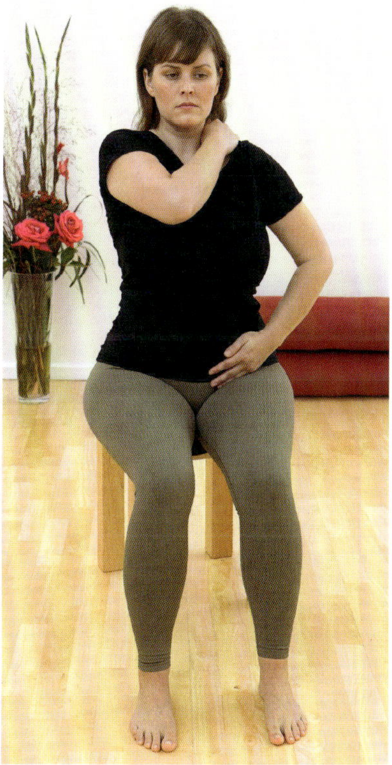

▲ Schloss 15 mit Schloss 11 zu halten, wird Ihren Kopf entlasten.

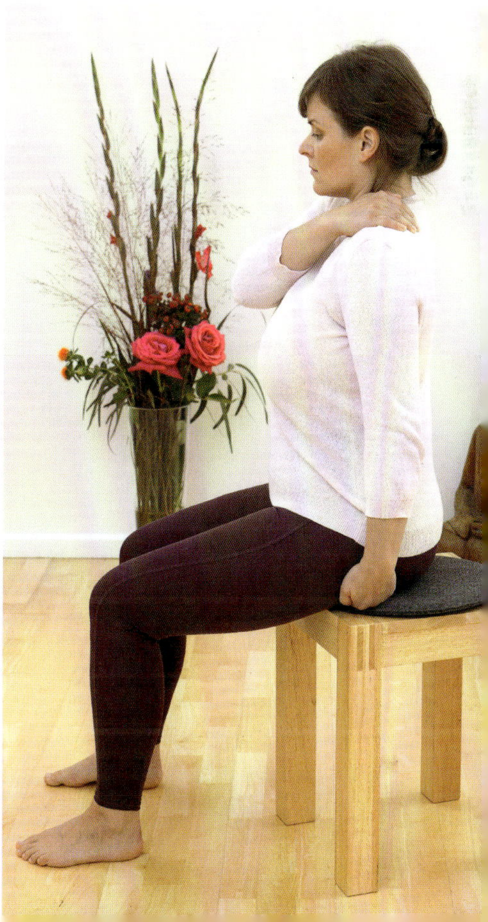

Schloss 25 mit Schloss 11 zu halten, hilft Ihrem Rücken und entlastet Ihre Beine. ▸

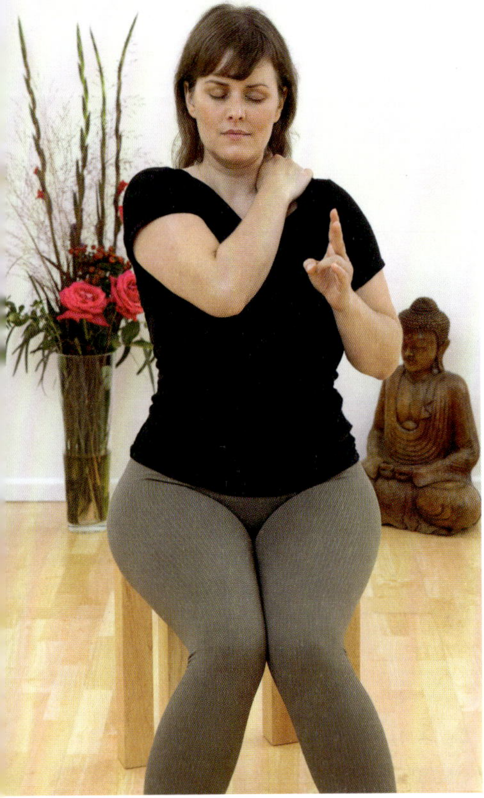

So bringen Sie Ihre Vermittlerströme ins Gleichgewicht.

ne abzusteigen und damit alles, was Ihren Kopf und Ihr Denken belastet, auszuatmen.

2. Die rechte Hand bleibt an der linken Schulter (Schloss 11). Die linke Hand geht zum linken Sitzbeinhöcker, auf dem Sie sitzen (Schloss 25). Damit unterstützen Sie Ihre Energie dabei, hinten wieder aufzusteigen. Das ist gut, um frische Energie einzuatmen und gut für Ihre Inspiration. Das Wort *inspirieren* kommt aus dem lateinischen Wort für *einatmen*, bedeutet aber auch *in den Geist zu kommen*.

Die rechte Körperseite ist energetisch für Ihre nach innen gerichteten, passiven Yin-Anteile zuständig. Dort manifestiert sich oft der Stress unseres gegenwärtigen Lebens.

Um diese Seite auszugleichen, wenden wir die gleichen zwei Griffe auf der anderen Seite an:

1. Legen Sie die linke Hand auf die rechte Schulter (Schloss 11) und die rechte Hand in die rechte Leiste (Schloss 15).

2. Legen Sie die linke Hand auf die rechte Schulter (Schloss 11) und die rechte Hand auf den rechten Sitzbeinhöcker (Schloss 25).

DIE VERMITTLERSTRÖME – IN BEWEGUNG BLEIBEN

Diese Ströme bringen mehr Schwung in Ihr Leben und harmonisieren Ihre Emotionen.

Setzen Sie sich für diese Übung bequem hin. Für den linken Vermittlerstrom legen Sie die rechte Hand auf Ihre linke Schulter, an der Oberkante des Schulterblatts, auf Schloss 11. Legen Sie dann den linken Daumen auf den Nagel des linken Ringfingers. Legen Sie die Innenseiten Ihrer Knie aneinander.

Für den rechten Vermittlerstrom wenden Sie die gleichen Griffe auf der rechten Körperseite an. Die linke Hand ist am rechten Schloss 11. Der rechte Daumen liegt auf dem Nagel des rechten Ringfingers, und auch hier legen Sie die Innenseiten Ihrer Knie aneinander.

Die Sicherheitsenergieschlösser – der Schlüssel zum Leben

HALTEN SIE IHRE SCHLÖSSER

Von den 26 Sicherheitsenergieschlössern liegen jeweils 23 auf dem linken und dem rechten Betreuerstrom. Die restlichen 3 Schlösser liegen jeweils an den Armen auf dem linken und rechten Vermittlerstrom.

Sie werden ohne Druck mit jeweils einer Fingerspitze oder der ganzen Hand gehalten. Halten Sie jeweils zwei der Schlösser für zwei bis drei Minuten oder auch länger.

Bei jedem Schloss werde ich 4 Möglichkeiten beschreiben, um das jeweilige Schloss aufzuschließen. Probieren Sie aus, welche dieser Möglichkeiten am besten bei Ihnen wirkt oder wenden sie alle 4 Möglichkeiten nacheinander an:

1. Halten Sie beide Schlösser links und rechts miteinander. Falls das nicht möglich sein sollte, gebe ich ein Ersatzschloss an.
2. Halten Sie eine Kombination von verschiedenen Schlössern. Manchmal nenne ich hier auch mehrere Möglichkeiten von Kombinationen.
3. Jedes Schloss hat auch einen ausführlichen Strom, der aus verschiedenen Griffen besteht, die nacheinander ausgeführt werden. In diesem Buch werde ich den ersten Griff des jeweiligen Stroms zeigen. Manche Schlösser haben einen eigenen Strom, zum Beispiel zum Schloss 1 gehört der 1-Strom, andere Schlösser haben auch einen gemeinsamen Strom, zum Beispiel gibt es den 5/6/7/8-Strom.
4. Jedem Schloss ist ein Finger zugeordnet. Diese Harmonisierung haben Sie bereits kennengelernt.

DIE ALTE WEISHEIT DER MENSCHHEIT

In den über 25 Jahren, in denen ich Jin Shin Jyutsu erforscht habe, lernte ich, dass in vielen Kulturen der Welt die großen Wahrheiten immer ähnlich beschrieben werden, sie werden nur von einem anderen Winkel beleuchtet. So stellte sich für mich immer mehr heraus, dass die 26 Sicherheitsenergieschlösser nicht nur irgendwelche Punkte am Körper sind, sondern Anteile oder Archetypen unserer Seele.

Die alten Weisheitslehren wie zum Beispiel I Ging, Astrologie, Numerologie, Kabbala und Tarot, existieren seit Tausenden von Jahren. Sie entstammen dem Urwissen der Menschheit und beschreiben, ähnlich wie das Jin Shin Jyutsu, Archetypen oder Grundenergien, die in Ihrem Leben wirken und Sie in bestimmten

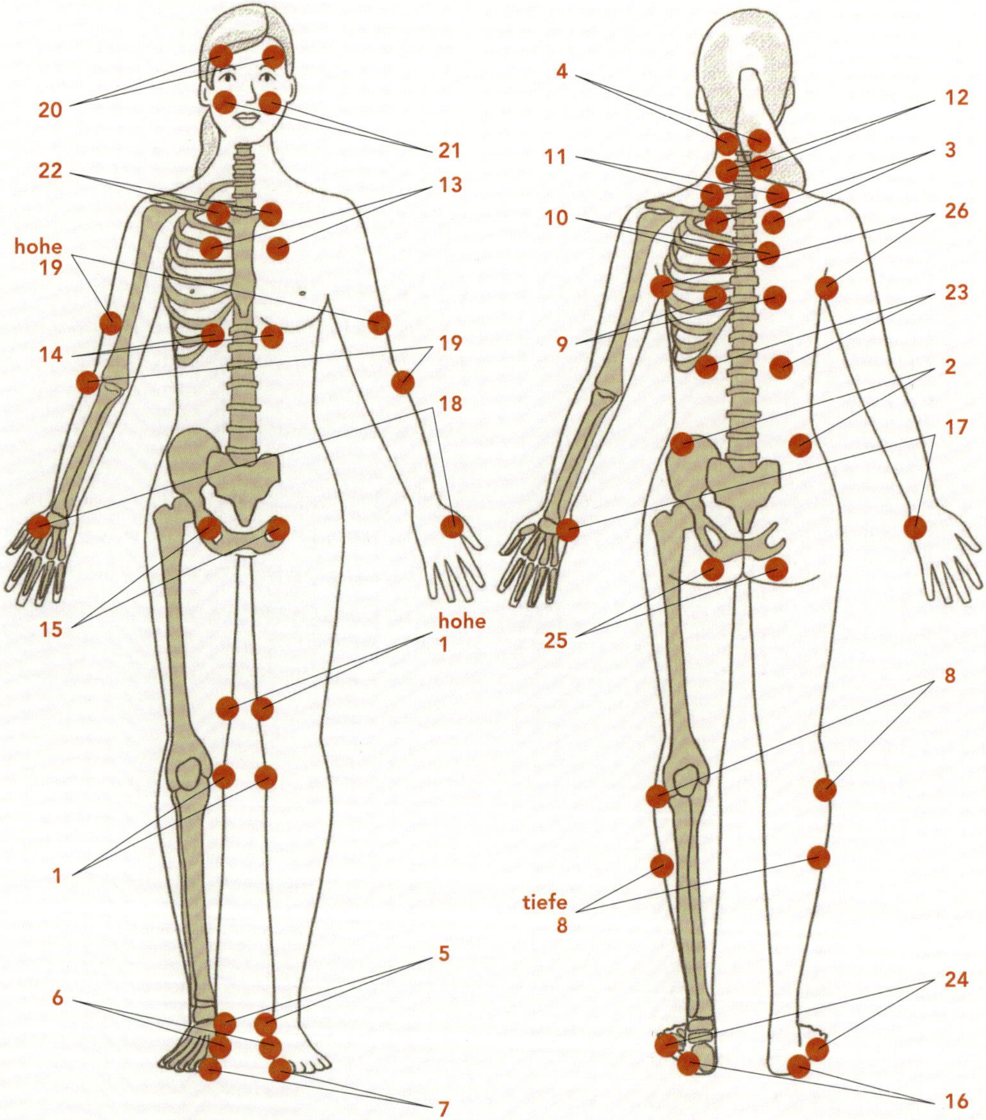
20
21
22
13
hohe 19
14
19
18
15
hohe 1
1
5
6
7
4
12
11
3
10
26
9
23
2
17
25
8
tiefe 8
24
16

Lebensphasen dominieren. Die Anzahl der Symbole ist in jedem System anders, aber die Bedeutungen ergänzen sich. Das Studium dieser alten Weisheiten half mir, Jin Shin Jyutsu besser zu verstehen.

Das I Ging

In diesem Buch werde ich das I Ging benutzen, um Aspekte der Sicherheitsenergieschlösser zu erklären. Das I Ging beschreibt insgesamt 8x8, also 64 verschiedene Symbole, die sich jeweils aus zwei Symbolen mit 3 Linien, also insgesamt sechs Linien, zusammensetzen. Jede Linie ist entweder durchgehend (Yang) oder unterbrochen (Yin).

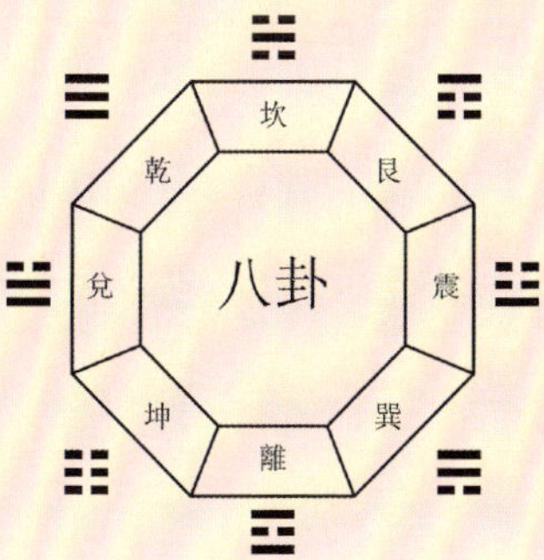

Das I Ging kann als Orakel benutzt werden, beschreibt aber auch 64 Archetypen oder Zustände des Lebens. Es ist seit langem Teil der chinesischen Kultur und Philosophie.

DIE SIGNALE DER SCHLÖSSER VERSTEHEN

Jin Shin Jyutsu hilft Ihnen dabei, sich selbst und die Zeichen, die Ihr Körper Ihnen gibt, besser zu verstehen.
Bei mir zum Beispiel zieht es manchmal in der linken Leiste. Ich weiß, dass dort Schloss 15, der Freudebringer liegt. Mein Körper informiert mich mit Hilfe dieses kleinen Signals darüber, dass ich gerade das Lachen und die Mühelosigkeit im Leben vernachlässigt habe. Ich lasse dann davon ab, alles mit Anstrengung zu machen, entspanne mich, halte meine 15, und das Ziehen verschwindet innerhalb von wenigen Minuten.
Jedes kleine und große Symptom ist wie ein Hinweisschild, etwas im Leben zu verändern. Mithilfe des Wissens über die Zusammenhänge im Jin Shin Jyutsu ist es für Sie leichter, Ihre Warnschilder zu lesen und es dadurch gar nicht erst zu einer Erkrankung kommen zu lassen.

SCHLOSS 1 – EINS SEIN MIT SICH SELBST

Schloss 1 liegt neben der Sehne an der Innenseite der Kniekehle.

Natürliches Selbstbewusstsein

Numerologisch hat die 1 mit dem Thema Einheit zu tun. Solange Sie leben, setzen Sie sich mit der Welt auseinander. Sie lernen, mit den Gegensätzen umzugehen und sich Ihre eigene Meinung dazu zu bilden. Die meisten Menschen leben aber ausschließlich in der Welt der Gegensätze und vergessen, dass es auch eine da-

Eins, Zwei und Drei

Die ersten drei Ziffern in der Numerologie sind die wichtigsten:
Die 1 symbolisiert die Einheit, aus der Sie kommen. Dorthin wieder zurückzugelangen, ist die größte Sehnsucht, ist der Grund für alle Formen von Beziehungen. Die Einheit kann nie mit Worten beschrieben werden.
Die 2 ist Ihre Beziehung mit der Welt. Alles, was Sie mit Ihren Sinnen wahrnehmen oder in Worte fassen können, besteht aus Gegensätzen. Es gibt nichts, was nur gut ist, und ein Oben bedingt ein Unten. Es geht für Sie also darum, mit den Gegensätzen umzugehen, also sich dadurch zu entspannen, dass Sie Ihr Schwarz-Weiß-Denken erkennen und sein lassen. Es ist eine gute Idee, alle verschiedenen Meinungen zu akzeptieren, ohne unbedingt die eigene Meinung aufzugeben. Das »Sowohl-als-auch« funktioniert besser als das »Entweder-oder«.
Die 3 ist die Zahl der Aktivität. Sie bringt die Gegensätze wieder zusammen, zum Beispiel aus Mutter und Vater entsteht das Kind.
Die christliche Dreieinigkeit ist ein schönes Symbol dafür und beinhaltet, dass Sie der Einheit wieder näherkommen, indem Sie die Gegensätze zusammenbringen.

Im 42. Gedicht des Tao Te King wird es poetisch beschrieben:

Der Weg erzeugte Eins.
Eins erzeugte Zwei.
Zwei erzeugte Drei.
Und Drei erzeugte die zehntausend Dinge.
Die zehntausend Dinge
tragen das Yin und umfassen das Yang.
Durch Verschmelzen Ihrer Energien
erreichen sie Einklang.

hinterliegende Einheit gibt. Sie lenken sich durch viel Aktivität ab, um den Schmerz der Trennung von dieser Einheit nicht zu spüren. Hilfreich ist es, wenn Sie bemerken, wie Ihr Geist automatisch alles in gut oder schlecht, in angenehm oder unangenehm einteilt und Sie diese Bewertung dann infrage stellen. Wieder in die Einheit zurückzukommen, ist das letztendliche Ziel. Einheit kann nie verstanden oder beschrieben werden. Eins können Sie nur SEIN. Im Zustand der Einheit sind Sie nicht mehr von den Meinungen anderer abhängig, sondern leben natürlich aus einem tief in Ihnen verankerten Selbstbewusstsein.

Finden Sie Geborgenheit

Schloss 1 hilft Ihnen, sich zu verbinden, den Himmel mit der Erde, die obere mit der unteren Körperhälfte, den Geist mit dem Körper. Es hilft Ihnen, in Ihrem Körper und hier auf der Erde gut anzukommen. Dadurch fühlen Sie sich verbunden, ausgerichtet und können so Ruhe und Geborgenheit finden. Sie können sich einlassen auf das Leben mit all seinen irdischen Genüssen.

Die 1 ist der höchste Ausdruck des menschlichen Bewusstseins, des »Ich bin Ich.« Sie ist die Tür für den Geist, um in den Körper zu kommen, denn an Schloss 1 ist der Geburtsort des Betreuerstroms, der beide Körperseiten betreut und mit Energie versorgt.

Bringen Sie das Leben in Schwung

Schloss 1 hat den Namen »Der Urbeweger«. Es hilft Ihnen loszulassen und in Bewegung zu kommen. Schloss 1 halten Sie, um Ihr Leben wieder in Bewegung zu bringen. Es hilft Ihrer inneren Stabilität, Ihrer Entscheidungskraft, Ihrem Willen und hilft, Ihnen sich besser abzugrenzen. Festgefahrene Beziehungen können wieder in Fluss kommen.

Lassen Sie Ihren Kopf los

Im Hauptzentralstrom und in den beiden Betreuerströmen fließt Lebensenergie vorne am Körper hinunter. Ist Schloss 1 verschlossen, staut sich die Energie nach oben wie das Wasser bei einem Bach, in dem ein Biber seinen Damm gebaut hat.

Indem Sie Schloss 1 öffnen, löst sich dieser Damm auf, und die Energie kann wieder vorne herabfließen, Ihr Bauch entspannt sich, Ihre Atmung, insbesondere die Ausatmung, wird freier, und mit jedem Ausatem befreien Sie sich von alten Belastungen. Auch Ihr Kopf wird leichter, Kopfschmerz und kreisende Gedanken sowie das ständige Grübeln reduzieren sich.

Die 1 im Mangel

Falls folgende Sätze auf Sie zutreffen, sollten Sie sich ganz besonders Ihrem Sicherheitsenergieschloss 1 widmen:

- Sie schweben mit Ihren Ideen in der Luft, Sie können Sie nicht auf die Erde bringen und umsetzen.
- Sie fühlen sich unsicher und nicht richtig auf der Erde angekommen. Ihr Kopf platzt vor Gedanken.
- Sie halten an dem Ihnen Bekannten fest und sind nicht offen für Neues.
- Ihr Leben besteht aus Stillstand.
- Sie haben ein falsches Selbstbewusstsein entwickelt, was sich in Egoismus und Größenwahn äußert.

Die eindeutige Entschlossenheit

Das 1. Hexagramm im I Ging besteht aus 6 Yang-Strichen, ist also das aktivste und am meisten nach außen gerichtete aller Zeichen. Sie gehen voller Sicherheit, Entschlossenheit, Überzeugung und Tatendrang voran wie Superman und sagen »Ja, ich will«! Wenn Sie diese Energie aber hemmen, bekommen Sie körperliche Symptome, speziell im Kniebereich.

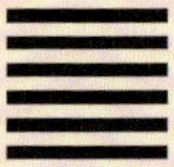

So wirkt Schloss 1 im Körper

Schloss 1 hilft, wenn sich die Energie oberhalb der Taille staut, also bei Kopfschmerzen, Zahnschmerzen und Halsschmerzen. Es hilft der Atmung, bei Erkrankungen der Lunge und Bronchien, wenn Sie schnell außer Atem kommen oder das Gefühl haben, zu ersticken. Schloss 1 harmonisiert insbesondere das Ausatmen, zum Beispiel bei Asthma. Weiterhin ist es gut für die Verdauung, bei Schmerzen in Magen und Darm, bei Blähungen und Völlegefühl. Es ist eine Hilfe bei zu viel Appetit und um das Gewicht zu normalisieren. Probieren Sie es aus bei Schluckauf oder wenn Sie sich verschlucken. Ihr ganzer Körper wird beweglicher und flexibler, insbesondere die Knie. Nutzen Sie es, wenn Sie morgens nicht in die Gänge kommen.

ÜBUNG

DAS SCHLOSS 1 ÖFFNEN

Wenden Sie einen dieser 4 Griffe an. Sie können auch alle hintereinander anwenden.

1. Halten Sie die beiden Schlösser 1 gleichzeitig.
2. Legen Sie die linke Hand auf die linke 1 und die rechte Hand auf die linke 8. Für die andere Seite legen Sie die rechte Hand auf die rechte 1 und die linke Hand auf die rechte 8.

Gut für die Knie

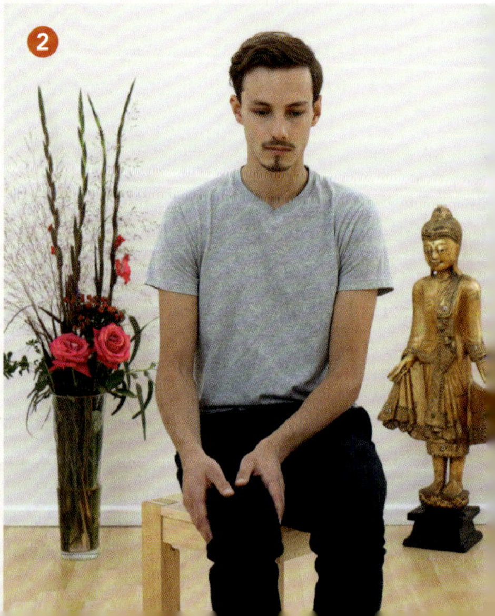

3. Legen Sie die linke Hand auf die rechte 1 und die rechte Hand auf die rechte 2.
   Für die andere Seite legen Sie die rechte Hand auf die linke 1 und die linke Hand auf die linke 2.

Gut für Becken, Beine

4. Halten Sie die beiden Daumen nacheinander.

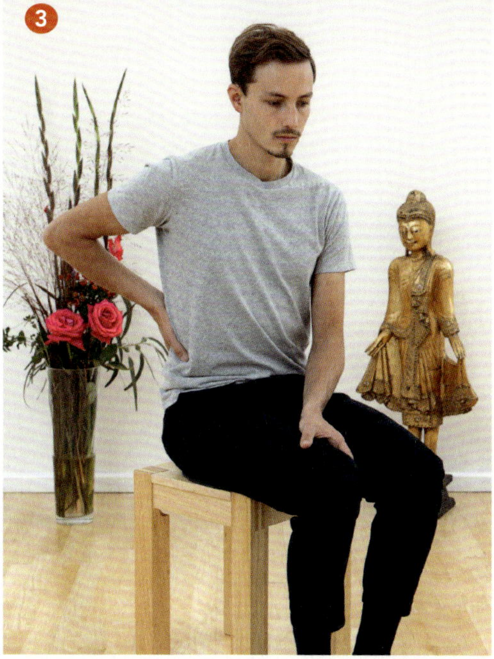

SCHLOSS 2 – IN BALANCE SEIN

Hinten in Höhe der Taille auf oder knapp unter dem Beckenkamm liegt Schloss 2.

Finden Sie Ihr Gleichgewicht

Die 2 steht für Dualität und Gegensätze. Daher drehen sich viele Symbole der 2, zum Beispiel das Yin- und Yang-Zeichen, um die Gegensätze im Leben. Das astrologische Zeichen der 2 ist die Waage. Körperlich ist die Waage dem Becken zugeordnet. Die Waage bringt Ausgleich und Harmonie zwischen den Gegensätzen. Schloss 2 hilft Ihnen, Ihre Beziehungen zu Partnern, zu anderen Menschen und zur Welt zu harmonisieren. Es bringt Ihre Tagesstruktur und Ihr Denken ins Gleichgewicht. Die 2 steht für das Unterbewusste, den Mond, das Empfangen und die Reflexion.

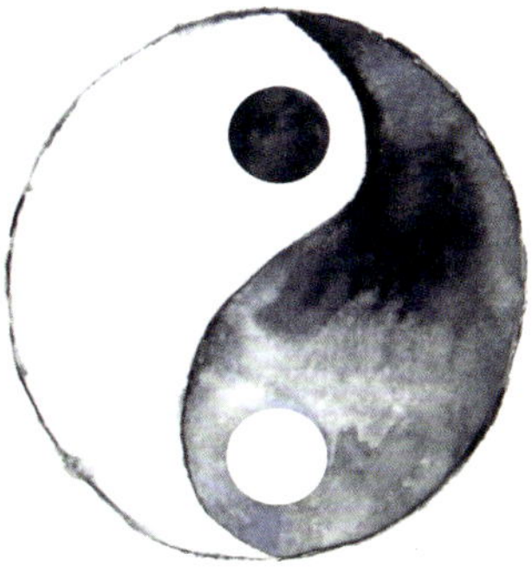

Aufrichtigkeit – Nehmen Sie das Leben an, wie es ist

Schloss 2 unterstützt Ihren Rücken. Sie sind aufrecht und verhalten sich aufrichtig. Dann fällt es Ihnen leicht zu empfangen und anzunehmen. Es fällt Ihnen leicht einzuatmen, und damit Energie zu aufzunehmen. Einatmung bedeutet Inspiration. Also unterstützt Schloss 2 Sie dabei, innerlich zu wachsen und sich auszudehnen, Ihren Weg zu finden und sich selbst zu erkennen.

Schloss 2 hilft Ihnen, das zu akzeptieren, was gerade in Ihrem Leben passiert, zum Beispiel beim Thema Liebe, aber auch bei Themen rund um Ihre Nahrung. Mary Burmeister sagte daher immer wieder: »Es ist, wie es ist, und wie es ist, ist es.« Folgen Sie Ihrer inneren Bestimmung, entwickeln Sie neue Ideen und schöpfen Sie Ihr Potenzial aus.

Die schöpferische Offenheit

6 Yin-Striche bedeuten maximale Passivität und Empfänglichkeit. Es ist die mütterliche Urkraft, die durch völlige Offenheit alles hervorbringt. Sie bleiben gelassen, ohne Vorurteile und Konzepte, und erzwingen nichts. Sie gehen auf das ein, was sich ergibt und haben kein festes Ziel. Nicht Sie verfolgen die Dinge, sondern die Dinge kommen zu Ihnen. Der Weg ist das Ziel.

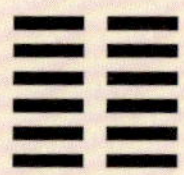

Die 2 im Mangel

Falls folgende Sätze auf Sie zutreffen, sollten Sie sich ganz besonders Ihrem Sicherheitsenergieschloss 2 widmen:

- Im blockierten Zustand verstehen Sie den Sinn des Lebens nicht, da Sie in Ihren Konzepten, zum Beispiel dem von Gut und Schlecht, gefangen sind.
- Die 2 steht für Täuschung und Unwahrheit; Sie sind in den Gegensätzen verlorengegangen und Sie fühlen sich nicht im Gleichgewicht.
- Sie können sich in Details verlieren und so Ihre Zeit vergeuden.
- Es fällt Ihnen schwer, Hilfe anzunehmen.
- Sie sind nicht ganz aufrichtig in dem, was Sie sagen und tun.

So wirkt Schloss 2 im Körper

Der Betreuerstrom fließt auf der Körperrückseite nach oben. Daher helfen alle Schlösser auf der Rückseite des Körpers und insbesondere Schloss 2 der Energie, hinten am Körper aufzusteigen. Ist Schloss 2 gestaut, zeigt sich der Stau oft unterhalb der 2 zuerst im Becken, zum Beispiel scheint ein Bein kürzer zu sein. Als nächstes zeigt sich der Stau durch schmerzhafte, schwache oder dicke Beine. Symptome an der 2 können oft gut mit der gegenüberliegenden 15 behandelt werden und umgekehrt. Oberhalb der 2 kommt dagegen zu wenig Energie an. Das führt zu Rückenschmerzen, Verspannungen und Bandscheibenvorfällen. Darum hat die 2 auch die Namen Chiropraktiker, Osteopath und Orthopäde. Schwangere, Sportler, nachdem Sie gerannt sind, und Menschen mit stehenden Berufen und belastetem Rücken halten sich die 2 oft unbewusst. Daher der Name »Marktfrauen-Griff«. Die 2 bringt Ihnen Gleichgewicht in jeder Form, reguliert zum Beispiel die Hormone und den Blutdruck. Sie reduziert Müdigkeit, Erschöpfung, Energiemangel und Frieren. Sie ist zuständig für die Einatmung, zum Beispiel beim Atmen in großen Höhen oder beim Fliegen und hilft zusammen mit Schloss 15 den Sexualorganen und der Fruchtbarkeit.

ÜBUNG

DAS SCHLOSS 2 ÖFFNEN

1. Halten Sie die beiden Schlösser 2 gleichzeitig.

2a. Legen Sie die rechte Hand auf die rechte 2 und die linke Hand auf die rechte 3. Für die andere Seite legen Sie die linke Hand auf die linke 2 und die rechte Hand auf die linke 3.

Wirkung: entlastet den Rücken

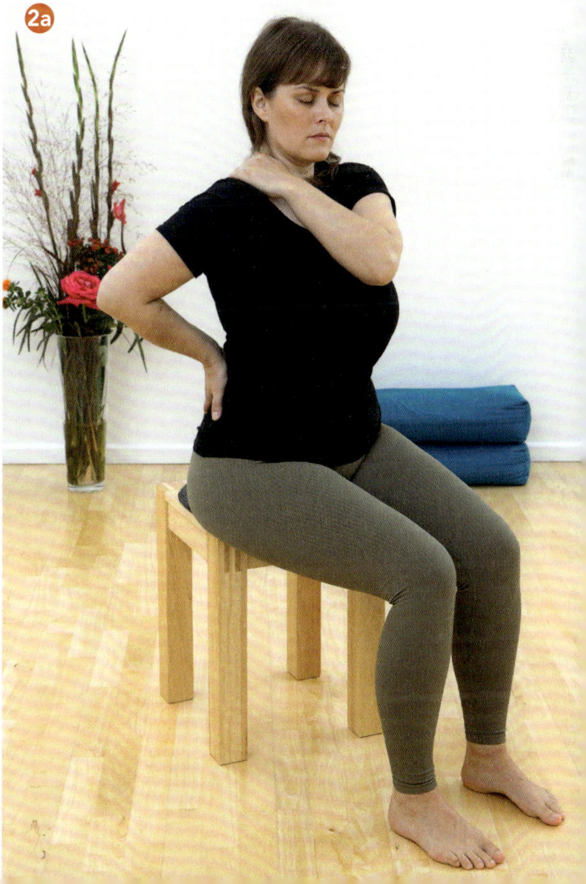

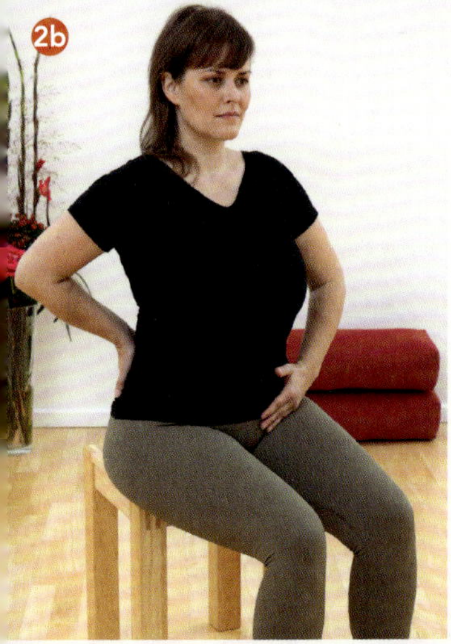

2b. Legen Sie die rechte Hand auf die rechte 2 und die linke Hand auf die linke 15.
Für die andere Seite legen Sie die linke Hand auf die linke 2 und die rechte Hand auf die rechte 15.
Wirkt sich auf folgende Bereiche aus: Becken, Beine

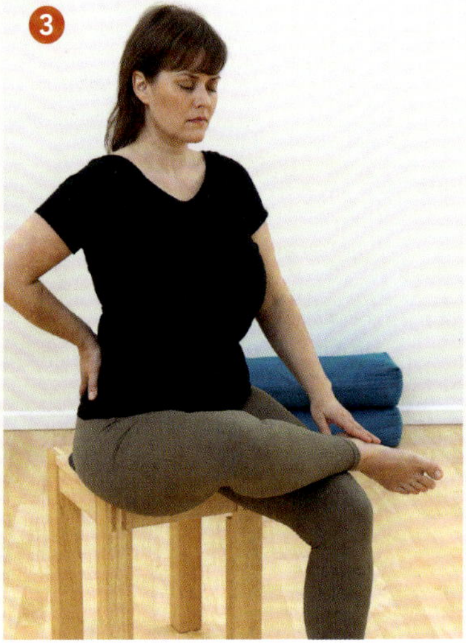

3. Legen Sie die rechte Hand auf die rechte 2 und die linke Hand auf die rechte 6.
Für die andere Seite legen Sie die linke Hand auf die linke 2 und die rechte Hand auf die linke 6.
Wirkung: entlastet die Beine

4. Halten Sie beide Ringfinger nacheinander.

SCHLOSS 3 – OFFENHEIT UND SCHUTZ

Zwei Daumenbreit neben dem 3. Brustwirbel auf dem Rückenmuskel (langer Rückenstrecker) liegt Sicherheitsenergieschloss 3. Sie finden es in Höhe der oberen Ecke des Schulterblattes.

Erschaffen Sie etwas Neues

Aus 1 entsteht alles und wird durch 2 sichtbar. Die 3 bringt das Ergebnis aktiv hinaus in die Welt. Darum steht sie für Vermehrung, Wachstum und Ausdruck. Zwei sind zusammengekommen und haben zusammen etwas neues Drittes erschaffen. Mutter und Vater haben ein Kind gezeugt und geboren. Diese Art von Ein-

heit, die das Kind in die Dualität der Eltern bringt, ist das, was mit Dreieinigkeit gemeint ist.
Am Schloss 3 beginnen die beiden Vermittlerströme in die Arme zu fließen. Die Arme stehen dafür, Ihre Ideen in Handlungen umzusetzen und hinaus in die Welt zu bringen.

Lernen Sie die Welt besser zu verstehen

Schloss 3 bringt Gleichgewicht zwischen den Gegensätzen, zum Beispiel Gleichgewicht zwischen Ein- und Ausatem oder Gleichgewicht zwischen Empfangen und Geben. Die 3 ist ein Symbol der Erkenntnis. Gott wird in vielen Traditionen als Trinität gesehen. Vom Standpunkt eines Dritten können Sie besser zwischen gegensätzlichen Standpunkten unterscheiden. Die 3 hilft Ihnen, mit diesen Unterschieden gut leben zu können, damit auch Ihre Beziehungen zu verbessern und mehr Verständnis für sich und andere zu entwickeln.

Schutz und Offenheit - Lachen öffnet das Herz

Die 3 ist wie die schwingende Tür des Lebens, die alles Verbrauchte hinaus- und frischen Wind hineinlässt und zwar geistig, emotional und körperlich. So sind Sie einerseits geschützt, Probleme und Beschwerden bleiben draußen, und Sie lassen sich nicht negativ beeinflussen; zum Beispiel treffen Beleidigungen Sie weniger. Andererseits sind Sie offen und lassen die natürlich überfließende Fülle in Ihr Leben hinein. Sie lassen alle Einstellungen, Abneigungen und Anhaftungen los und empfangen Neues. Schloss 3 liegt auf der Brustebene und harmonisiert damit Ihre Emotionen und Ihren Atem. Es arbeitet mit Schloss 15, dem Freudebringer, zusammen, was uns zum »lachenden Dritten« macht.

Die 3 im Mangel

Falls folgende Sätze auf Sie zutreffen, sollten Sie sich ganz besonders Ihrem Sicherheitsenergieschloss 3 widmen:

- Es fällt Ihnen schwer zu unterscheiden, was Ihnen guttut und was nicht.
- Neues wollen Sie oftmals nicht in Ihr Leben lassen. Sie haben das Gefühl, sich nicht gegen die Einflüsse von außen schützen zu können, denn alles strömt in Sie hinein. Darum wollen Sie sich am liebsten verschließen.
- Sie haben wenig Verständnis und Toleranz für andere Meinungen.

Die Geburt

Das I-Ging-Zeichen das zum Schloss 3 gehört, ist ein sehr dynamisches Zeichen. Sie fühlen zwei unterschiedliche Seiten. Einerseits gibt es eine gewisse Bedrohung oder Aufregung, so wie sich ein Seiltänzer fühlt. Anderseits ist es wie bei der Geburt: Es gibt zwar zuerst Widerstände, aber dann ist alles ganz einfach. Das Zeichen symbolisiert auch das Herz und den Blutkreislauf.

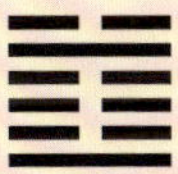

So wirkt Schloss 3 im Körper

Schloss 3 ist gut für die Lunge und die Bronchien, bei Asthma, Husten und zu viel Schleim. In der TCM liegt dort mit dem Punkt Blase 13 der wichtigste Punkt für die Lunge.

Auch Ihr Immunsystem wird gestärkt, zum Beispiel bei Erkältungen, Halsschmerzen, Fieber, Infektionen, Allergien, Erkrankungen des Lymphsystems, Krebs und Autoimmun-Erkrankungen.

Schloss 3 ist Ihr natürliches Antibiotikum. Ist es frei, bleibt Ihre Tür für Krankheitserreger geschlossen.

Aufgrund seiner Lage im Körper hilft Schloss 3 dem Herz und reguliert den Blutdruck. Zusammen mit der 10 hilft die 3 der Stimme, bei Stottern und Heiserkeit. Zusammen mit der 11 entspannt sie Schultern und Nacken.

Es energetisiert die Arme, da an Schloss 3 der Vermittlerstrom in die Arme fließt. Es hat aber auch einen starken Bezug zu den Füßen, insbesondere wenn Sie Schloss 3 zusammen mit Schloss 15 halten.

ÜBUNG

DAS SCHLOSS 3 ÖFFNEN

2

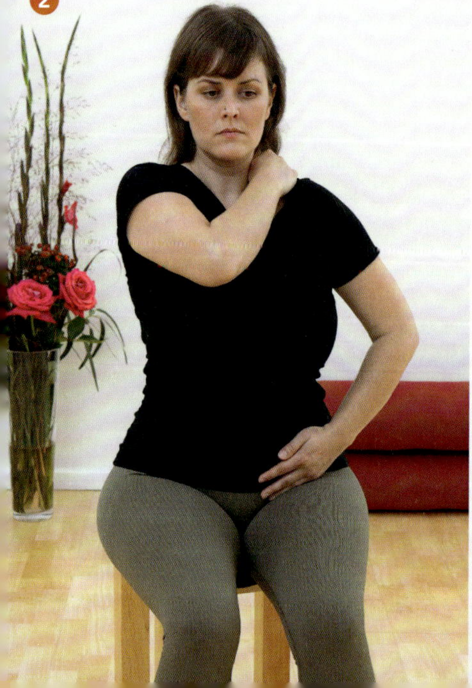

1. Halten Sie die beiden Schlösser 3 gleichzeitig.
   Falls das zu unbequem sein sollte, gehen Sie stattdessen wie folgt vor:
2. Legen Sie die rechte Hand auf die linke 3 und die linke Hand auf die linke 15.
   Für die andere Seite legen Sie die linke Hand auf die rechte 3 und die rechte Hand auf die rechte 15.

Hilft der Energie vorne am Körper abzusteigen und die Beine und Füße mit Energie zu versorgen. Hilft dem Herzen, denn das Lachen (15) wäscht auch unser Herz (3).

3. Legen Sie die rechte Hand auf die linke 3 und den linken Daumen auf den linken Zeigefinger-Nagel. Wechseln Sie danach zu den Nägeln von Mittel-, Ring- und kleinem Finger.
   Für die andere Seite legen Sie die linke Hand auf die rechte 3 und den rechten Daumen auf die Nägel der anderen 4 rechten Finger.
   Sollten Sie mit einem Partner oder einer Partnerin arbeiten, halten Sie stattdessen die jeweiligen Finger.

Hilft dabei, Ihr Immunsystem zu stärken, insbesondere bei Erkältungen. Wenn Sie mit einer Erkältung im Bett liegen, haben Sie morgens und abends genug Zeit für diesen Strom. Sie werden schneller gesund werden.

4. Halten Sie beide Mittelfinger nacheinander.

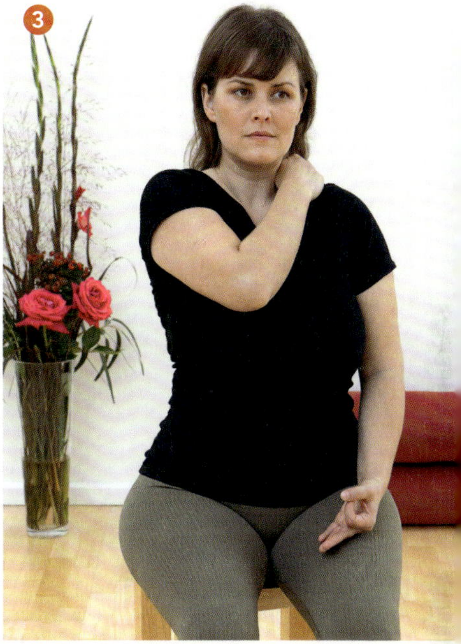

SCHLOSS 4 – GEBURT UND TOD

Am Rand des Schädels am Hinterkopf, in der Kuhle neben dem Nackenmuskel befindet sich Schloss 4.

Das Fenster zum Geistigen

Die 4 hat den Namen »Das Fenster«. Dort befindet sich die Brücke vom Geist zum Körper. Dadurch ist Schloss 4 zuständig für alle Veränderungen in Ihrem Leben, wenn Sie einen neuen Abschnitt Ihres Lebens betreten oder kurz davor sind. Dazu zählen Schwangerschaft, Geburt und Tod, aber auch die kleinen Tode und Geburten in Ihrem Leben.

Ist die 4 frei, ist auch Ihr Geist frei, und der Lebensatem, das Qi, kann Sie und Ihren Körper gut versorgen. Ihr Bewusstsein wird dadurch größer. Ein sauberes Fenster gibt Ihnen einen guten Ausblick, Sie können den Überblick behalten, quasi sehen, wer draußen vor der Tür (Schloss 3) steht und wissen, ob Sie denjenigen hiereinlassen wollen oder nicht.

Kommen Sie an in Ihrem Körper

Die 4 ist die Zahl der Materie und Erde. Sie wird durch das Quadrat mit seinen rechten Winkeln symbolisiert.

Es gibt 4 Extremitäten, 4 Räder und 4 Stuhlbeine. Die 4 hilft Ihnen, sich zu verwurzeln und Ihre Aufgaben auf der Erde anzunehmen. Sie kann dabei helfen, Traumata aus den ersten Lebensjahren aufzulösen und dabei das innere Kind zu bemerken, welches das Gefühl hat, nicht genug Aufmerksamkeit zu bekommen und darum immer mehr von allem will.

Am Ende des irdischen Lebens wird die 4 gehalten, um dem Sterbenden den Übergang zu erleichtern. In der chinesischen Sprache ist die Aussprache für das Wort Tod und für die Zahl 4 identisch. Schloss 4 ist quasi der Manager Ihres Körpers: Hier kreuzen die Betreuerströme auf die andere Körperseite. Sie betreuen den Körper: Auf ihnen liegen 23 unserer Sicherheitsenergieschlösser.

Die 4 wird auch »webende Prinzessin« genannt, da sie für einen Ausgleich zwischen linker und rechter Körperseite und auch zwischen den beiden Gehirnhälften sorgt.

Sie hat einen starken Bezug zu den Augen, und im übertragenen Sinne ist sie zuständig für Ihre Vision. Wie sehen Sie die Welt? Was ist die Vision für Ihr Leben? Schloss 4 öffnet Ihre Augen für die andere Welt.

Die 4 im Mangel

Falls folgende Sätze auf Sie zutreffen, sollten Sie sich ganz besonders Ihrem Sicherheitsenergieschloss 4 widmen:

- Sie sind nicht geerdet, haben Probleme, mit der Welt auf eine gute Weise umzugehen oder sind völlig in der Welt verloren und haben keinen Zugang zur geistigen Ebene.
- Sie haben keine Vision und kein Vertrauen ins Leben.

Das Lernen durch Erfahrungen und Ergebnisse

Frische Lebensenergien finden Ihren Weg innerhalb bestimmter Grenzen, so wie dem Bach vom Berg die Richtung vorgegeben wird und Berg und Bach dabei eine Einheit bilden. Es geht darum, aus Erfahrungen zu lernen und wie Sie Erfahrungen (Spontaneität, Bach) mit höheren Gesetzen (Reife, Berg) in Übereinstimmung bringen. Dabei ist es gut, wenn Sie fließend vorangehen. Sie kommen zu Ergebnissen, weil Sie für Anregungen offen sind und aus Erfahrungen lernen können.

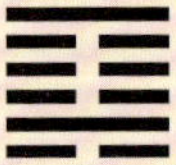

So wirkt Schloss 4 im Körper

Die 4 unterstützt die Atmung und das Herz. Sie können sie in den Zeiten der Übergänge strömen: in der Schwangerschaft und nach der Geburt, damit das Neugeborene gut atmen kann. Es wirkt außerdem hervorragend bei Menschen, die im Koma liegen.

Die 4 liegt direkt am Gehirn, daher wird sie für ein besseres Gedächtnis, für bessere Konzentration, bei Hyperaktivität und Legasthenie angewendet. Auch bei Schlaganfall, Gehirnerschütterung, Narkosefolgen und Lähmungen, bei Schwindel, Schlaflosigkeit, Kopfschmerzen und Migräne.

Halten Sie Schloss 4 bei Sterbenden

Setzen Sie sich entweder oberhalb des Kopfes und halten jeweils ein Schloss 4 mit einer Hand, oder falls das nicht möglich ist, setzen Sie sich an die Seite und halten mit einer Hand beide Schösser 4 und mit der anderen Hand beide Schlösser 13.

ÜBUNG

DAS SCHLOSS 4 ÖFFNEN

1. Halten Sie die beiden Schlösser 4 gleichzeitig.

2a. Legen Sie die rechte Hand auf die linke 4 und die linke Hand auf die rechte 20.
Für die andere Seite legen Sie die linke Hand auf die rechte 4 und die rechte Hand auf die linke 20.

Gut für Kopf, Gehirn, Augen

2b. Variante »Gehirn-Sandwich«:
Halten Sie mit der linken Hand den oberen Nacken (beide Schlösser 4) und mit der rechten Hand die Stirn (beide Schlösser 20).

Wirkt beruhigend und kann bei Notfällen gehalten werden und wenn Sie versuchen, sich an etwas zu erinnern oder etwas suchen.

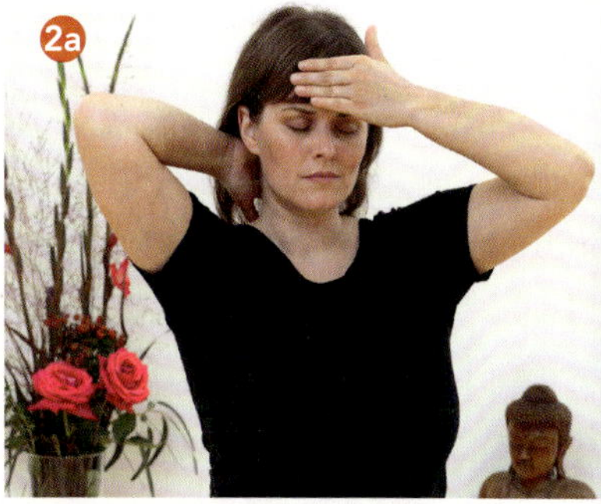

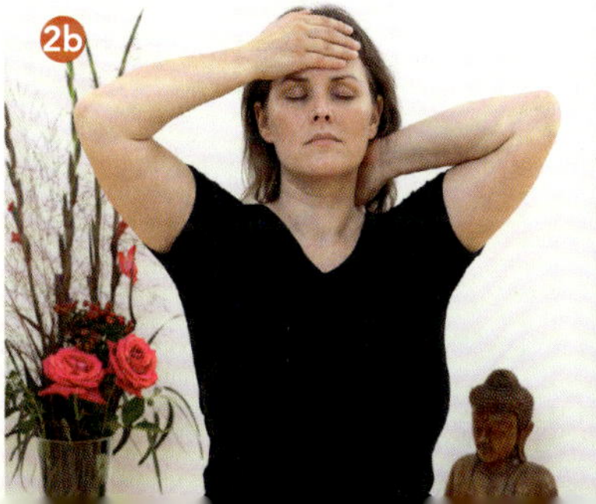

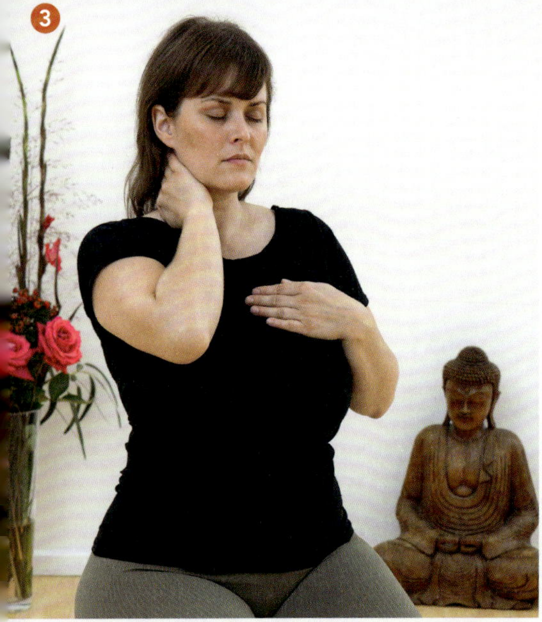

3. Legen Sie die rechte Hand auf die linke 4 und die linke Hand auf die linke 13.
   Für die andere Seite legen Sie die linke Hand auf die rechte 4 und die rechte Hand auf die rechte 13.

Gut für Genitalien, Menstruation, Schwangerschaft

4. Halten Sie beide Ringfinger nacheinander.
   Die beiden Schlösser 4 zu halten kann ein schöner Abschluss einer Behandlung sein.

SCHLOSS 5 – EINEN HÖHEREN STANDPUNKT EINNEHMEN

Am Fuß, in der Kuhle zwischen Innenknöchel und Ferse bzw. Hacke befindet sich Schloss 5.

Vitalität statt Angst

Durch Schloss 5 fließt der Nierenstrom. Die Nieren sind der Sitz der Erbenergie, der Konstitution, die Sie von Ihren Eltern mitbekommen haben. Daher hilft Ihnen die 5, uralte Gedanken und Gewohnheiten abzulegen und Neues aufnehmen. Angst schwächt die Nieren. Sind die Nieren stark, fühlen Sie sich voller Kraft. Ein Symbol für die 5 ist das Fünfeck, das Pentagon. Wenn sie weniger Angst haben, geht auch das Gefühl sich verteidigen zu müssen zurück. Interessant ist, dass das amerikanische Verteidigungsministerium, das Pentagon, fünfeckig gebaut wurde.

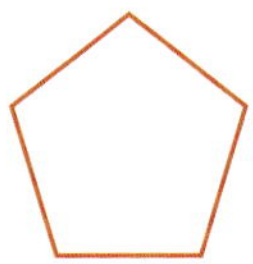

Die Schlösser 5-8 sind mentale Spezialisten, denn sie liegen am Fuß und am Knie und damit weit weg vom Kopf. Sie helfen Ihrem Verstand, sich zu entspannen und dadurch Ihre Ideen auf die Erde zu bringen. Schloss 5 nennt man auch den Psychologen.

Der Mensch in Liebe

Ein weiteres Symbol der 5 ist die Pyramide. Sie symbolisiert, dass der Mensch sich über die Materie (4, das Quadrat, welche die Basis der Pyramide ist) erhebt und einen höheren Standpunkt (den 5. Punkt darüber) einnimmt. Die Pyramide verbindet persönliches (4) und universelles (1) Bewusstsein. Wenn Sie es schaffen, diesen höheren Standpunkt einzunehmen, wird es leichter für Sie, Ihren Weg und den höheren Sinn in allem zu finden. Daraus ergibt sich die Fähigkeit zur Liebe.

Die 4 ist die Zahl der Materie, so wie die 4 Räder einem Wagen die nötige Stabilität geben. Nehmen Sie als Mensch einen höheren Standpunkt ein, werden Sie zum Steuerrad, ansonsten werden Sie nur das fünfte Rad am Wagen sein. Die 5 ist die Zahl des Menschen und des Individuums. Die Alchemisten suchten immer nach der Quintessenz, dem fünften Element, auch Äther genannt, dass sie aus der Materie in Ihr göttliches Menschsein heben sollte.

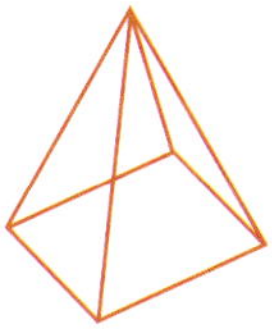

Göttliche Ordnung

Das dritte Symbol ist der fünfzackige Stern, das Pentagramm, welches, wenn es aufrecht steht, ein Symbol der Heilung und der göttlichen Ordnung ist.

Pythagoras sagte, die 5 ist die Zahl der endgültigen Heilung (4 Elemente plus Geist), das Erkennen des göttlichen Sinns in allen Dingen, und nannte das Pentagramm Hygieia (= Gesundheit).

Dieser Stern ist noch von einem Kreis umgeben. Dieser ist das Symbol der Einheit und auch das altägyptische Zeichen für die 5.

Der Stern ist ein Symbol der Geteiltheit und damit des Menschen. Ist die Spitze nach oben gerichtet, symbolisiert er den stehenden Menschen, der nach oben in die Einheit strebt. Wird das Symbol umgedreht, zeigen zwei Spitzen nach oben, das symbolisiert den Menschen, der auf die Welt mit Ihren Gegensätzen ausgerichtet ist. Die 5 bringt Einheit und Dualität gleichzeitig.

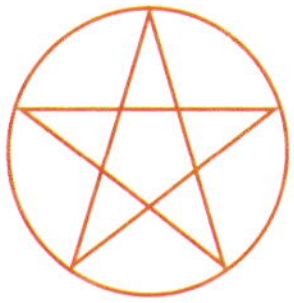

Die 5 im Mangel

Falls folgende Sätze auf Sie zutreffen, sollten Sie sich ganz besonders Ihrem Sicherheitsenergieschloss 5 widmen:

- Sie leiden unter Panik oder Angst vor allem Neuen und Unbekannten, um Ihre Existenz, vor Krankheiten, vor dem Tod, vor Tieren, vor dem Dunklen oder haben Höhenängste.
- Es fällt Ihnen schwer, alte Gewohnheiten abzulegen, und Sie halten sich am Bekannten fest.
- Sie denken viel und sind zu wenig geerdet.
- Sie sind sehr skeptisch.

Das Warten

Sie sind zwar voller Begeisterung und Entschlossenheit, legen aber noch eine schöpferische Pause ein, da die Zeit zum Handeln noch nicht gekommen ist. Dabei hilft es, mit anderen zu reden, geduldig zu sein und nicht aufzugeben, sondern die Pause zu genießen. Der Erfolg kommt zur richtigen Zeit von ganz allein.

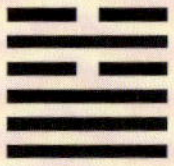

So wirkt Schloss 5 im Körper

Schloss 5 in den Reflexzonen der Füße sind die Organe des unteren Beckens zugewiesen: Geschlechtsorgane, Blase und Harnröhre, Enddarm, After und Beckenboden.

Es ist gut, Schloss 5 zu strömen bei Inkontinenz der Blase und des Darms, bei Verstopfung, Durchfall und Hämorrhoiden.

Außerdem fließt durch Schloss 5 der Organstrom der Nieren. Die Nieren unterstützen die Geschlechtsorgane. Darum hilft Schloss 5 ebenfalls bei Menstruationsschmerzen und steigert die Fruchtbarkeit. Der Nierenstrom regeneriert außerdem den Körper, weshalb die 5 auch bei schweren Krankheiten, wie zum Beispiel Krebs, hilfreich sein kann. Da die Nieren auch für die Ohren zuständig sind, hilft Schloss 5 auch bei Schwerhörigkeit und Tinnitus.

ÜBUNG

DAS SCHLOSS 5 ÖFFNEN

1. Halten Sie die beiden Schlösser 5 gleichzeitig. Das geht gut im Schneidersitz. Ist das zu unbequem, beide Schlösser 15 halten.

2a. Legen Sie die rechte Hand auf die rechte 5 und die linke Hand auf die rechte 16. Für die andere Seite legen Sie die linke Hand auf die linke 5 und die rechte Hand auf die linke 16.

Wirkung: schmerzstillend insbesondere bei Gelenk- und bei Nervenschmerzen

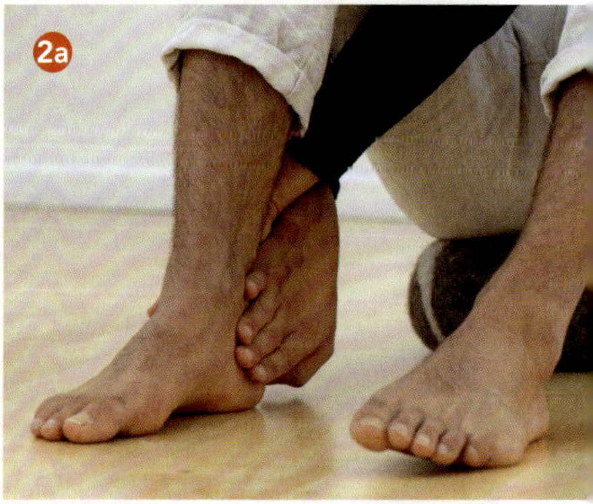

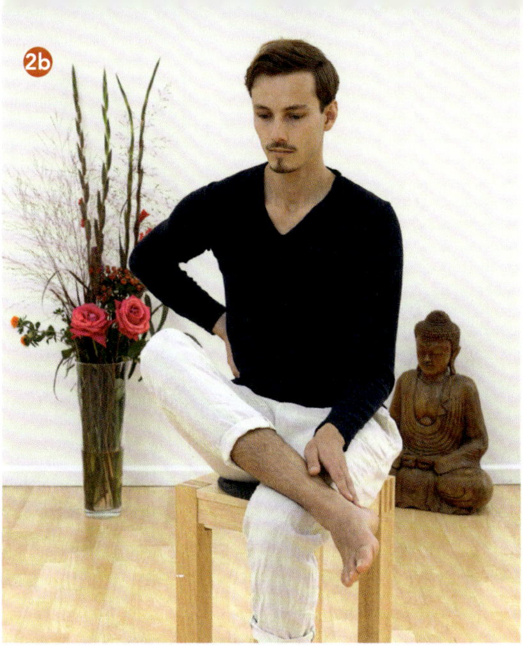

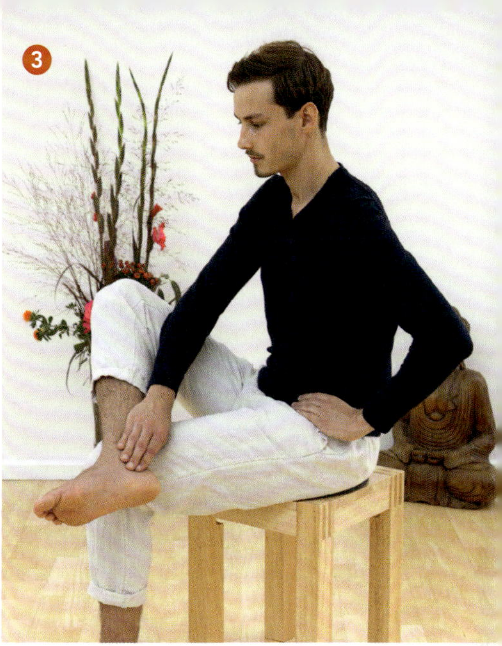

2b. Legen Sie die linke Hand auf die rechte 5 und die rechte Hand auf die rechte 23.
Für die andere Seite legen Sie die rechte Hand auf die linke 5 und die linke Hand auf die linke 23.

Hilft bei Angst

3. Legen Sie die rechte Hand auf die rechte 5 und die linke Hand auf die linke 15.
Für die andere Seite legen Sie die linke Hand auf die linke 5 und die rechte Hand auf die rechte 15.

Wirkung: versorgt die Beine mit Energie

4. Halten Sie die beiden Zeigefinger nacheinander.

SCHLOSS 6 – DIE BEIDEN LIEBENDEN

In der Mitte, an der höchsten Stelle des Fußgewölbes auf der Innenseite des Fußes, finden Sie Schloss 6.

Gleichgewicht und Unterscheidungsfähigkeit

Das Fußgewölbe hilft dem Körper, sein Gleichgewicht zu halten. Damit können Sie einen ausgeglichenen, aufrechten und aufrichtigen Standpunkt einnehmen. Das hilft Ihnen dabei, eine gute Unterscheidungskraft, und daraus Verständnis für sich und andere zu entwickeln. Der sechszackige Stern ist eine westliche Spielart von Yin (Dreieck mit der Spitze nach unten, der Geist wird konkret) und Yang (Spitze nach oben, das Materielle wird vergeistigt), dem Zeichen der Dualität und Polarität. Harmonie zwischen weiblich und männlich, zwischen Geist und Form, bei den indischen Göttern zwischen Vishnu, dem erhaltenden, und Shiva, dem zerstörenden Prinzip.

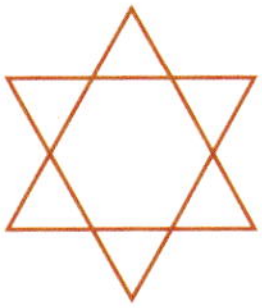

Die 6 hat viel mit der 2 gemeinsam: Beide bringen Gleichgewicht in Körper und Geist, Schloss 2 ist wichtig für die Wirbelsäule, Schloss 6 ebenfalls, denn es liegt auf der Fußreflexzone für die Wirbelsäule.

Fühlen Sie sich vollkommen lebendig

Die 6 verkörpert das Lebensprinzip. Am 6. Tag der Schöpfungsgeschichte, nachdem Gott den Menschen erschaffen hatte, war seine Schöpfung vollkommen. Es geht hier darum, den Verstand mithilfe der Füße zu erden und zu beruhigen und damit auch die persönliche Schöpfung zu vervollkommnen. Auch in der Natur finden sich viele schöne und vollkommene Formen vom Sechseck, zum Beispiel die Bienenwaben, die Kristalle und die Eiskristalle.

Die 6 im Mangel

Falls folgende Sätze auf Sie zutreffen, sollten Sie sich ganz besonders Ihrem Sicherheitsenergieschloss 6 widmen:

- Sie sind nicht aufrichtig mit sich und mit anderen.
- Sie können Ihren Standpunkt nicht gut vertreten.
- Sie geraten schnell aus dem Gleichgewicht. Sie haben Schwierigkeiten, zu unterscheiden, was Sie oder andere unterstützt und was hemmt.
- Sie fühlen sich nicht lebendig.

So wirkt Schloss 6 im Körper

Bei den Reflexzonen der Füße finden wir an Schloss 6 die Organe des oberen Bauches Leber, Gallenblase, Milz, Bauchspeicheldrüse, Magen sowie die Lendenwirbelsäule und die untere

Der Widerstreit

Es geht um einen schwierigen Balanceakt zwischen Verstand und Herz. Der Verstand will die alleinige Herrschaft haben und hat Angst vor Emotionen. Dadurch haben Ihre Kraft und Ihr Wille keine wirkliche Grundlage, und es kommt leicht zu Unsicherheit und zum Ausbruch Ihrer unterdrückten Emotionen.

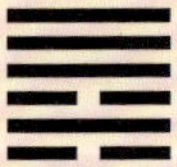

Brustwirbelsäule. Schloss 6 hilft somit Verdauung und Stoffwechsel. Ähnlich wie Schloss 2 ist Schloss 6 ein Chiropraktiker. Es hilft der Wirbelsäule, zum Beispiel bei Wirbelsäulenverkrümmung, Bandscheibenvorfall und Beckenschiefstand, sowie dem ganzen Knochengerüst und den Gelenken, zum Beispiel der Hüfte auf derselben Seite.

Je mehr Last Sie auf dem Rücken haben, desto mehr kann sich die Lage von Schloss 6 verändern. Haben Sie Schmerzen im oberen Rücken, halten Sie Schloss 6 mehr in Richtung kleiner Zeh; sind die Schmerzen mehr im unteren Rücken, halten Sie Schloss 6 mehr in Richtung Ferse.

Durch Schloss 6 fließt der Organstrom der Niere. Dieser regeneriert Ihren Körper und stärkt das Ohr und damit den Gleichgewichtssinn und das Hören. Halten Sie Schloss 6 bei Schwindel, Ohrgeräuschen und Schwerhörigkeit.

In der Nähe von Schloss 6 liegt der Fußballen vom großen Zeh. Dort kann sich eine Verdickung, der Hallux Valgus, bilden. Um diesen zu behandeln, halten Sie Schloss 6 weiter vorne am Rand des Ballens und mit der anderen Hand halten sie die tiefe 8 auf der gleichen Seite.

ÜBUNG

DAS SCHLOSS 6 ÖFFNEN

1. Halten Sie die beiden Schlösser 6 gleichzeitig. Das geht gut im Schneider- oder im Fersensitz. Ist das zu unbequem, halten Sie einfach beide Schlösser 15 oder gehen Sie wie folgt vor:

2a. Legen Sie die rechte Hand auf die rechte 15 und die linke Hand auf die rechte 6.
Für die andere Seite legen Sie die linke Hand auf die linke 15 und die rechte Hand auf die linke 6.

Gut bei Problemen mit der Leiste

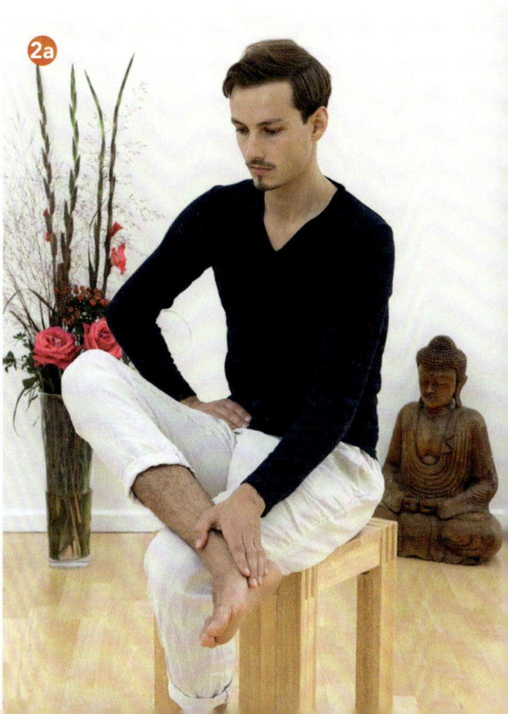

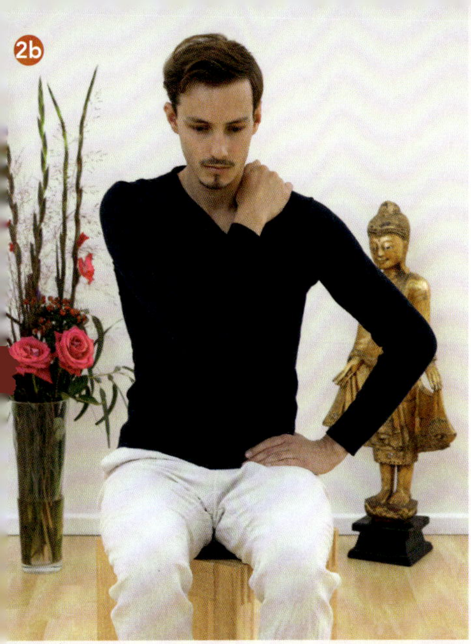

2b. Legen Sie die linke Hand auf die linke 15 und die rechte Hand auf die linke 3. Für die andere Seite legen Sie die rechte Hand auf die rechte 15 und die linke Hand auf die rechte 3.

Wirkung: Verbindung zwischen Schloss 3 (Atmung, Herz) und 15 (Freude). Hilft der Energie, vorne vom Kopf zu den Füßen zu fließen.

3. Siehe Schloss 5, Übung 3 (Seite 51)

Wirkung: versorgt die Beine mit Energie.

4. Halten Sie die beiden Mittelfinger nacheinander.

SCHLOSS 7 – FORSCHUNG IN DEN EIGENEN TIEFEN

Im Zentrum des großen Zehs (Sohlenseite) liegt Schloss 7.

Vollkommener Sieg

In verschiedenen Kulturen wird die Zahl 7 damit assoziiert, auf einem Feldzug zu sein, zum Beispiel in der Geschichte von den 7 Schwaben mit dem Speer. Die 7 ist zweigeteilt. Zuerst kommt der »Kampf«: Dabei geht es darum, mehr Bewusstsein zu erschaffen, sich selbst zu erkennen. Danach können Sie sich entspannen, was in der Schöpfungsgeschichte symbolisiert wird durch das Ausruhen am 7. Tag, nachdem die Schöpfung vollendet ist. Mit der 7 wird der Zyklus vollendend, der sich in den 7 Tagen der Woche zeigt.
Sechs Kreise beinhalten den siebten.

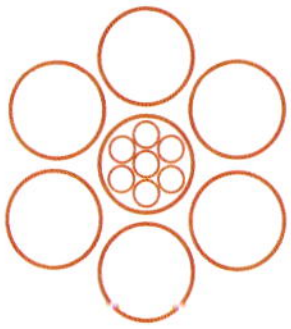

Erkennen Sie sich selbst

Bei Schneewittchen und den 7 Zwergen fördern die Zwerge Erz ans Tageslicht. Das ist ein altes Symbol dafür, Unbewusstes ins Bewusstsein zu holen. Sie helfen außerdem dabei, das Giftige, das Unbewusste im Apfel zu erkennen.
Die 7 ist der Spiegel, in dem Sie sich selbst er-

kennen. Wenn Sie sich im Spiegel nicht erkennen und ihn zerschlagen, fallen Sie ins Unbewusste und haben »sieben Jahre Pech«.

Bekommen Sie einen klaren Verstand

Das Zeichen der 7 leitet sich her vom Pfeil oder Speer, ein Zeichen von Ausgerichtetsein und Willenskraft. Es geht also darum, Ihre Willenskraft zu nutzen, sich all Ihren Trieben und Aggressionen bewusst zu werden und Frieden mit ihnen zu schließen. Dadurch können Sie die Einheit und Harmonie in sich wiederherstellen. Die 7 hilft Ihnen außerdem, einen klaren Kopf und ein ruhiges Bewusstsein zu behalten. Am Schloss 7, am großen Zeh, endet der absteigende Teil des Betreuerstroms, und damit endet der Ausatem. Schloss 7 kann gehalten werden, wenn etwas zu Ende geht, beispielsweise zum Abschluss einer Behandlung oder bei Sterbenden.

Die 7 im Mangel

Falls folgende Sätze auf Sie zutreffen, sollten Sie sich ganz besonders Ihrem Sicherheitsenergieschloss 7 widmen:

- Sie setzen Ihr Denken nur zum geringen Teil lebenspraktisch und zielgerichtet ein, und verlieren sich in Fantasien, Sorgen und sind auf Vergangenheit und Zukunft gerichtet.
- Ihr Denken dreht sich im Kreis und der Kopf platzt.
- Ihre Gedanken und Ihr Handeln sind oft vom Unterbewusstsein und von Ihren Instinkten und Trieben gesteuert. Sie wissen nicht, wie Sie Ihre Willenskraft einsetzen können und sind darum beeinflussbar.

Der Feldzug

Das I-Ging-Zeichen der 7 steht für einen Wagen, der von einer ruhigen Stute gezogen wird. Sie beackern Ihr Feld und machen es fruchtbar. Mithilfe Ihrer Erfahrungen bringen Sie Ihre neuen Ideen entspannt unter das Volk.

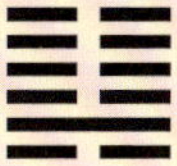

So wirkt Schloss 7 im Körper

Bei den Reflexzonen der Füße finden wir an Schloss 7 das Zentrum des Gehirns. Dort liegen 3 Teile des Gehirns:

1. Die Zirbeldrüse (Epiphyse) ist mit dem 7. Chakra auf dem Scheitel verbunden und ist Ihr spirituelles Organ. Sie produziert Melatonin, ein Glückshormon, welches den Schlaf-Wach-Rhythmus steuert.
2. Die Hirnanhangdrüse (Hypophyse) ist mit dem 6. Chakra, dem 3. Auge, verbunden und steuert über Hormone Ihren materiellen Körper.
3. Der Hypothalamus ist für das vegetative Nervensystem zuständig und damit für Temperatur, Blutdruck, Nahrungsaufnahme, Fortpflanzung und Schlafrhythmus.

Schloss 7 unterstützt Ihr zentrales Nervensystem, bei Schlaganfällen, Schwindel, Schock und Lernschwierigkeiten, bei Epilepsie und Krämpfen jeder Art, um besser einzuschlafen und bei Kopfschmerzen.

Bei den Organströmen beginnen am großen Zeh der Leber- und der Milzstrom. Das Halten von Schloss 7 unterstützt diese Ströme. Der Leberstrom hilft bei Wutanfällen und ist zuständig, um den Körper zu entgiften und zu reinigen. Der Milzstrom ist gut für die Verdauung, den Magen, bei Übelkeit und wenn Grübeln und Sorgen den Schlaf stören.

ÜBUNG

DAS SCHLOSS 7 ÖFFNEN

1. Halten Sie die beiden Schlösser 7 gleichzeitig. Das geht gut, wenn Sie in den Schneidersitz kommen.
Ist das zu unbequem, halten Sie einfach beide Schlösser 15 oder gehen Sie wie folgt vor:

2a. Legen Sie die rechte Hand auf die rechte 15 und die linke Hand auf die rechte 7.
Für die andere Seite legen Sie die linke Hand auf die linke 15 und die rechte Hand auf die linke 7.

Gut für Verdauung, Kopf, Beine und Hüfte

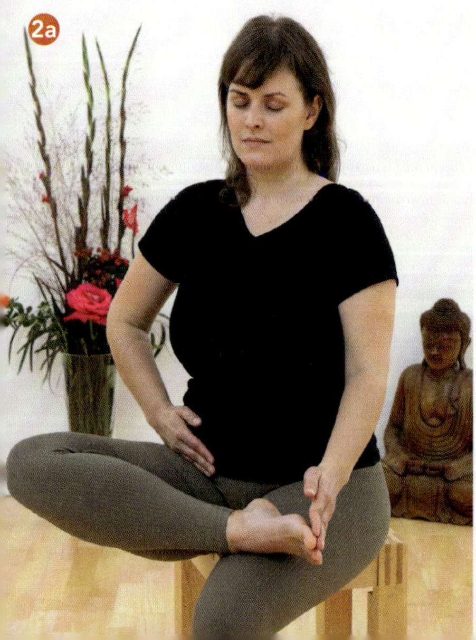

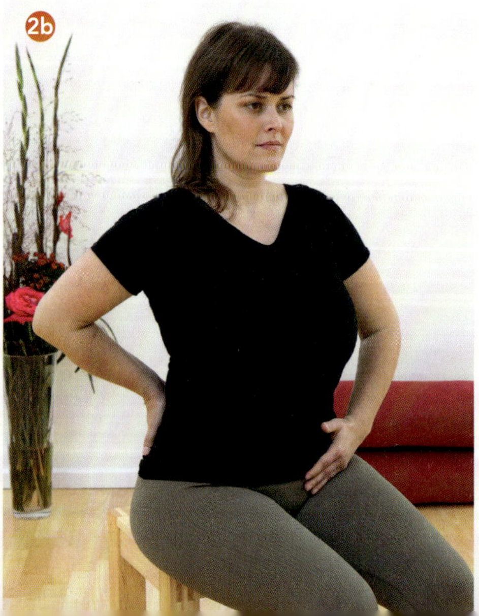

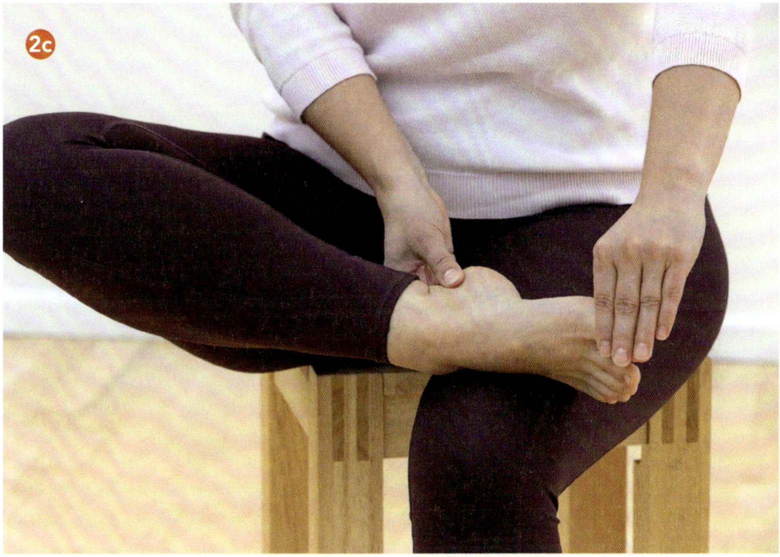

2b. Legen Sie die linke Hand auf die linke 15 und die rechte Hand auf die rechte 2.
Für die andere Seite legen Sie die rechte Hand auf die rechte 15 und die linke Hand auf die linke 2.

Öffnet das Becken und hilft dadurch den Beinen

2c. Legen Sie die rechte Hand auf die rechte 5 und 16 (Fersen umgreifen) und die linke Hand auf die rechte 7.
Für die andere Seite legen Sie die linke Hand auf die linke 5 und 16 und die rechte Hand auf die linke 7.

Gut bei Kopfschmerzen

3. Siehe Schloss 5, Übung 3 (Seite 51)

Wirkung: versorgt die Beine mit Energie

4. Halten Sie die beiden Ringfinger nacheinander.

Falls Sie mit einem Partner oder einer Partnerin üben, bietet sich Folgendes an: Halten Sie gemeinsam Schloss 7 beim Anderen, zum Beispiel als Erstes beim Aufwachen morgens im Bett.

SCHLOSS 8 – TOTALE ENTSPANNUNG

An der Außenseite der Kniekehle, hinter dem Wadenbein-Köpfchen befindet sich Schloss 8.

Lernen Sie glücklich zu sein

In der christlichen Zahlensymbolik des Mittelalters ist die 8 die Zahl des glücklichen Anfangs, des Neubeginns, der geistigen Wiedergeburt, auch die Zahl der Neuschöpfung in der Taufe und der Auferstehung, Symbol des Neuen Bundes und des Glücks, denn mit dem 8. Tag beginnt eine neue Woche, eine neue Zeit.
Die oktogonale Form alter christlicher Taufkapellen und Taufbecken, zum Beispiel in Pisa und Florenz, nutzt diese Sinngebung des achten Tages.
Im Buddhismus führt der achtfache Pfad aus Samsara, aus der Täuschung zur Befreiung. Sein Symbol ist das Dharmachakra, das achtspeichige Rad.

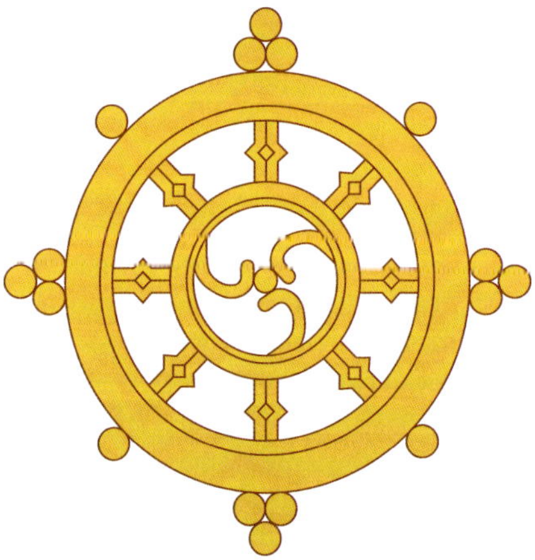

Die 8 ist die große Glückszahl in der chinesischen Tradition und wird oft im Feng-Shui benutzt. Auch in der hebräischen und islamischen Religion steht die 8 für Glück.
Außerdem ist sie die Zahl der Reinigung. Auf der Arche überlebten 8 Menschen die Sintflut, die quasi eine göttliche Reinigungsaktion war. Im Judentum ist der 8. Tag nach der Geburt der Tag, an dem die Beschneidung stattfindet.

Erlöste Dualität

Die 8 kann in jede Richtung gespiegelt werden. Die liegende 8 ist das Unendlichkeitszeichen, die Lemniskate, das Zeichen der ewigen Wandlung.

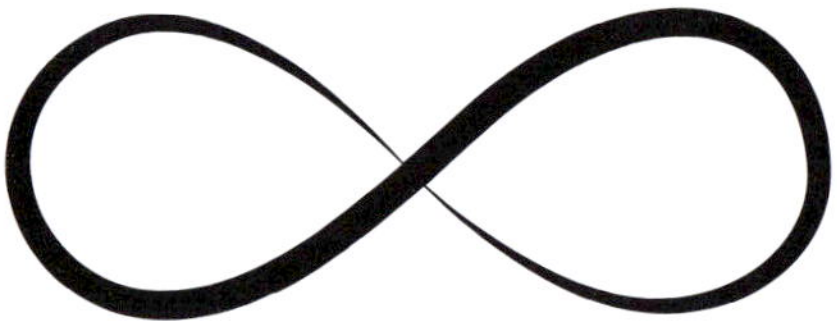

Es geht bei der 8 darum, sich zu entspannen und wieder in die Einheit, zur Unendlichkeit zurückzukommen. Alle Schlösser mit der Quersumme 8, also 8, 17 und 26, helfen zum Beispiel beim Meditieren, denn sie helfen, Ihren Geist zu entspannen.
Die stehende 8 hat die Bedeutung, Himmel und Erde miteinander zu verbinden, also auch Ober- mit Unterkörper, indem sie Ihre Mitte, das Becken, öffnet.
So wie am 8. Tag eine neue Woche anfängt, beginnt in der Musik mit dem 8. Ton eine neue

Oktave. Die 8 hilft Ihnen, in Ihrem eigenen, optimalen Rhythmus zu leben.
Sie werden sich Ihrer unbewussten Natur, Ihrer Triebe bewusst. In vielen Sprachen gibt es einen Bezug der Wörter »Acht« und »Nacht«, zum Beispiel »huit«-»nuit« oder »octo«-»noctum«; wobei die Nacht immer die Unbewusstheit und das Unterbewusstsein symbolisiert. Orakel können auch helfen, bewusster zu werden. Sie sind oft auf der 8 aufgebaut, insbesondere das I Ging mit seinen 8 mal 8 Symbolen.

Die 8 im Mangel

Falls folgende Sätze auf Sie zutreffen, sollten Sie sich ganz besonders Ihrem Sicherheitsenergieschloss 8 widmen:

- Sie sind in vielen Ihrer Handlungen unbewusst und lassen sich dabei vor allem von Ihren Instinkten leiten.
- Ihr Denken ist eng und Ihr Geist ist stumpf.
- Sie erleben wenig innere Kraft und fühlen sich oft beschmutzt und verwundbar.
- Es fällt Ihnen schwer, Neues zu beginnen. Alles soll beim Alten bleiben.
- Sie fühlen Enge und Begrenztheit.
- Sie haben ein Schwarz-Weiß-Denken und teilen alles in Gut und Schlecht ein.
- Sie können nicht sehen, dass Sie mehr und interessantere Möglichkeiten im Leben haben, als Sie bisher glauben.
- Sie glauben an verpasste Gelegenheiten.

So wirkt die 8 im Körper

Schloss 8 öffnet das Becken und hilft den Organen im unteren Becken: dem Darm bei Verstopfung (linke 8) und Durchfall (rechte 8), bei Hämorrhoiden und Rissen im Anus. Die 8 ist außerdem zuständig für Fruchtbarkeit, in der Schwangerschaft, bei der Geburt und bei vorzeitigen Wehen, für Eierstock und Hoden, bei Beckenschiefstand, wenn ein Bein verkürzt zu sein scheint und dadurch eine Schulter höher rutscht.
Schloss 8 hilft dem Temperaturausgleich. Sie kühlt, zum Beispiel bei Verbrennungen und Fieber (rechte Hand auf linke 8) oder erwärmt, zum Beispiel wenn Sie frieren (linke Hand auf rechte 8). Die Haut kann mit Schloss 8 heilen, zum Beispiel bei juckender Neurodermitis. Alternativ können Sie dafür auch ihre beiden Waden halten. Die 8 hilft ebenfalls bei Muskelkrämpfen, besonders in der Wade, bei Verspannungen und Muskelkater.

Das Zusammenfließen

Mit Ihrem offenen, beweglichen und unvoreingenommenen Geist entwickeln Sie gemeinsam mit anderen Menschen neue Ideen. Sie sind unvoreingenommen und schauen, was sich ergibt. Die Dinge werden sich fügen.

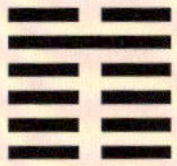

ÜBUNG

DAS SCHLOSS 8 ÖFFNEN

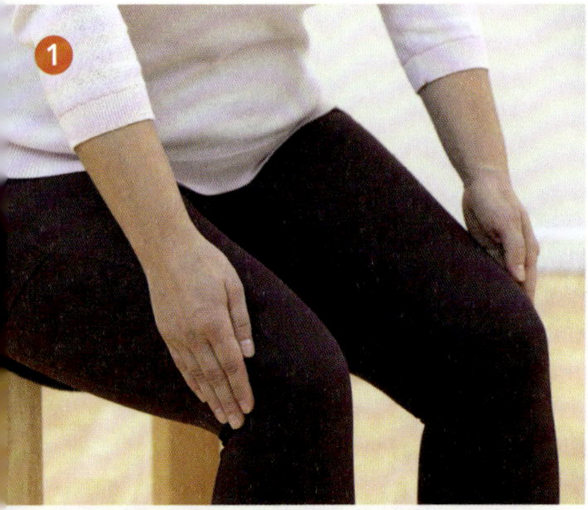

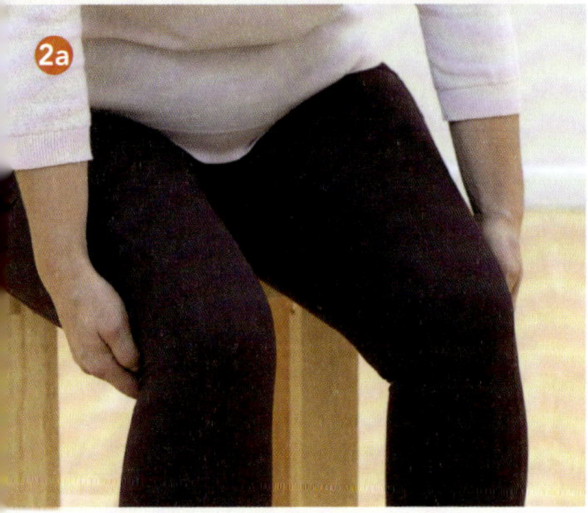

1. Halten Sie die beiden Schlösser 8 gleichzeitig.

2a. Halten Sie die beiden Kniekehlen gleichzeitig.

Gut bei Erkrankungen und Verspannungen der Muskeln

2b. Legen Sie die rechte Hand auf das rechte Kreuzbein und die linke Hand auf die linke 8.

Gut bei Verstopfung

Für die andere Seite legen Sie die linke Hand auf das linke Kreuzbein und die rechte Hand auf die rechte 8.

Gut bei Durchfall und für die Linderung der Geburtswehen

3. Siehe Schloss 5, Übung 3 (Seite 51)

Wirkung: versorgt die Beine mit Energie

4. Halten Sie die beiden Zeigefinger nacheinander.

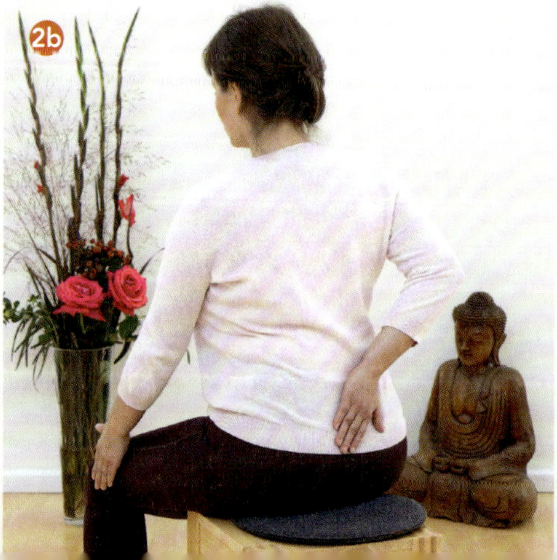

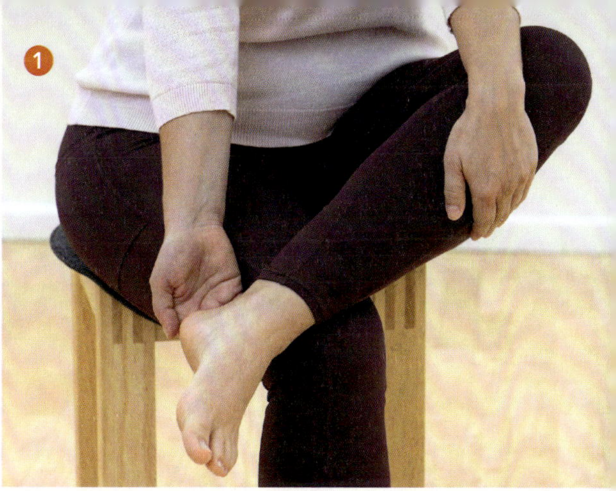

DIE TIEFE 8

Die tiefe 8 ist eine Variante der 8 und liegt eine Handbreit unter der 8.

1. Legen Sie die linke Hand auf die linke tiefe 8 und die rechte Hand auf die linke 16.
   Für die andere Seite: Legen Sie die rechte Hand auf die rechte tiefe 8 und die linke Hand auf die rechte 16.

Gut für Muskeln

2. Halten Sie Ihre Waden, falls möglich so, dass die Fingerspitzen in den Kniekehlen liegen. Bei sich selbst geht das gut im Schneider- und Fersensitz.

Gut für Haut, bei Verbrennungen und Hautausschlägen

SCHLOSS 9 – DAS ALTE IST VORBEI

Zwei Daumenbreit neben dem 8. Brustwirbel befindet sich Sicherheitsenergieschloss 9. Sie finden dieses Schloss auf der Höhe der unteren Schulterblattspitzen und zwar auf dem Muskel direkt neben der Wirbelsäule.

Da Sie dieses Schloss bei sich selber nicht bequem halten können, nehmen Sie als Ersatz Schloss 19 am Ellbogen, konzentrieren sich dabei gedanklich aber weiterhin auf Schloss 9.

Beenden Sie Altes, bevor Sie Neues starten

In der Numerologie gibt es 9 Zahlen. Die 10 hat die Quersumme 1, daher beginnt mit der 10 wieder ein neuer Zyklus. Die 9 ist dagegen die letzte Zahl und steht daher für den Abschluss alles Alten, bevor die 10 wieder neu durchstartet. Die alte Tür ist dabei sich zu schließen und die neue ist noch nicht offen. Nach 9 Schwangerschaftsmonaten haben Sie sich auf die Geburt vorbereitet und beginnen dann mit der 10 eine neue Phase Ihres Lebens.

In diesem Zwischenzustand, der in der tibetischen Philosophie und Religion Bardo genannt wird, kann es zu Unsicherheit kommen, da Sie noch nicht wissen, wie es weitergeht. Daher empfinden Sie das zuerst vielleicht nicht als angenehm. Genau in diesen Lebensphasen passieren aber die meisten Veränderungen und Neuerungen.
Die 9 befreit Sie von der Vergangenheit und bringt Freude in Ihre Gegenwart.

Die sanfte Kontrolle

Auch »die Zähmung des Sanften« genannt. Wie Aphrodite erreichen Sie viel mit Liebe und gleichzeitig diplomatischem Geschick. Sie benutzen Ihren Verstand, fühlen dabei auch Ihre Gefühle und lassen sich Zeit, bevor Sie handeln. Dabei hilft gutes Kommunizieren und Kooperieren mit anderen.

䷈

Die 9 im Mangel

Falls folgende Sätze auf Sie zutreffen, sollten Sie sich ganz besonders Ihrem Sicherheitsenergieschloss 9 widmen:

- Sie bleiben in alten Verletzungen, Verurteilungen, Einstellungen und Opfergefühlen hängen.
- Sie trauen sich nicht, alte Zustände, die keine Zukunft mehr haben, zu beenden, zum Beispiel Ihren Job zu wechseln oder Ihre Beziehungen zu verlassen.
- Auf Veränderungen reagieren Sie mit Widerstand und leiden darunter.
- Sie weinen ohne Anlass.
- Sie wissen nicht, wie es in Ihrem Leben weitergehen soll.
- Sie arbeiten nicht gut mit anderen zusammen, da Sie Schwierigkeiten in der Kommunikation haben.

So wirkt die 9 im Körper

Schloss 9 hilft den Schultern, Armen und Beinen bei Schmerz, Verstauchung und Lähmung. Auch der Zustand der Füße kann sich durch Halten der 9 verbessern, zum Beispiel bei Hühneraugen, Fersensporn, Hallux valgus oder einer Verstauchung des äußeren Fußknöchels.
Schloss 9 entspannt die Organe im oberen Bauch und hilft dem Dickdarm, zum Beispiel bei Blähungen. Die linke 9 ist gut für Leber und Galle, hilft also bei Ärger und Stress. Die rechte 9 ist gut für Milz, Bauchspeicheldrüse und Magen und hilft somit bei zu vielen Sorgen.
Mit Schloss 9 entspannt sich auch das Zwerchfell und damit wird sich die Atmung verbessern.

ÜBUNG

DAS SCHLOSS 9 ÖFFNEN

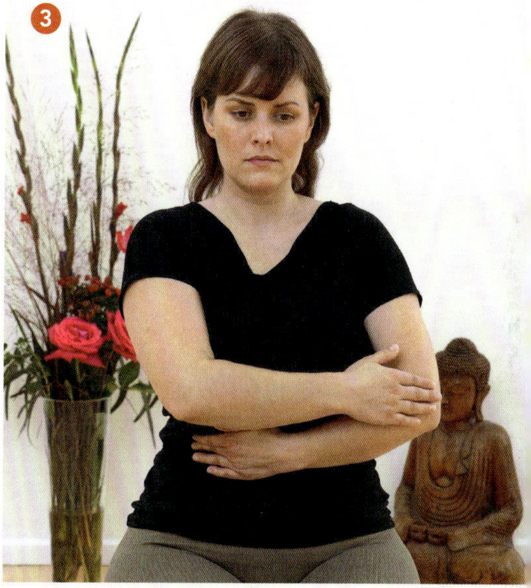

1. Da Sie Schloss 9 bei sich selbst nicht bequem erreichen können, lassen Sie sich beide Schlösser 9 von einem Partner oder einer Partnerin halten.
2. Halten Sie sich selbst beide Schlösser 19 oder beide Schlösser 14 gleichzeitig. (beide Schlösser liegen am Körper auf derselben Höhe wie die 9).

Gut für Verdauung und um den Verstand zu entspannen

3. Legen Sie die rechte Hand auf die linke 19 und die linke Hand auf die rechte 14.
   Für die andere Seite legen Sie die linke Hand auf die rechte 19 und die rechte Hand auf die linke 14.
4. Halten Sie die beiden Daumen nacheinander.

SCHLOSS 10 – EIN LEBEN IN FÜLLE

In der Höhe des Herzens und der Mitte des Schulterblatts, zwei Daumenbreit neben dem 5. Brustwirbel, auf dem Muskel neben der Wirbelsäule finden Sie Ihr Schloss 10.
Da Sie bei sich selber dieses Schloss nicht bequem halten können, nehmen Sie als Ersatz das Schloss hohe 19 am Oberarm, konzentrieren sich dabei aber weiterhin auf Schloss 10.

Kommen Sie zurück in die Einheit und in den Frieden

Mit der 10 beginnt ein neuer Zyklus. Nachdem Sie die Vielheit aller 9 Ziffern, die es in der Numerologie gibt, durchlaufen und damit diese 9 Archetypen kennengelernt haben, sind Sie wieder bei der Einheit angelangt: die Quersumme der 10 ist die 1.

Es ist wie bei einer Spirale, Sie sind an einem ähnlichen Punkt, bewegen sich dabei aber auf einer höheren Ebene.

Bei der 9 war die alte Tür zugegangen, die neue Tür hatte sich aber noch nicht geöffnet. Jetzt mit der 10 wissen Sie schon, durch welche Tür es weitergeht und gehen mit voller Kraft voran, es sei denn, Sie trauen sich noch nicht aus Angst davor, in diesen neuen Raum zu gehen. Hätten Sie Flügel, würden diese an der 10 ansetzen.

Alle Schlösser mit der Quersumme 1, also 1, 10 und 19 (19 hat die Quersumme 10 und die 10 wiederum die Quersumme 1), sind sehr aktiv und bringen das, was Sie wollen, auch hinaus in die Welt. Neue Räume und Zyklen gibt es im Kleinen und im Großen, so könnten Sie neben der 4 auch die 10 gut bei Sterbenden halten.

Fülle des Herzens

Die 10 liegt auf der Brustebene und hilft Ihnen dabei, emotional im Gleichgewicht zu sein. Zusammen mit der 13 hilft Ihnen die 10, sich emotional auszugleichen, zur Ruhe zu kommen und in Frieden mit sich und anderen zu sein. Sie unterstützt Sie, Ihre Gefühle zuzulassen und so Ihre Herzensangelegenheiten zu ordnen.

Die mittlere 10 auf der Wirbelsäule liegt dort, wo auch die Wurzel des Herzchakras ist und steht somit wie das Herz für Mitgefühl und Liebe.

Gleichzeitig steht die 10 für überfließende Fülle, Vitalität und unbegrenzte Lebenskraft, da Sie mit dem Wissen, welches Sie in Ihrer Reise durch die ersten 9 Zahlen erhalten haben, jetzt völlig neu beginnen. Sie öffnen dem Lebensglück in Fülle Ihr Herz.

Die 10 symbolisiert außerdem den König.

Die 10 im Mangel

Falls folgende Sätze auf Sie zutreffen, sollten Sie sich ganz besonders Ihrem Sicherheitsenergieschloss 10 widmen:

- Sie leben in einem Zustand von Mangel und Bedürftigkeit.
- Wenn Ihr Herz verschlossen ist, leiden Sie entweder an Hartherzigkeit oder Weichherzigkeit, also zu viel Mitleid. Das kann sich als Depression und Traurigkeit zeigen, oder Sie fühlen sich enttäuscht, kraftlos und träge.
- Das Leben ist ohne Glanz. Sie bemühen sich, alles richtig zu machen.
- Sie haben Angst davor, mit etwas Neuem zu beginnen, obwohl es schon offensichtlich ist, was zu tun ist.

Das Auftreten

Die 10 steht für Lust und Entschlossenheit. Sie nutzen Ihre erfahrenen und gereiften Anteile und gleichzeitig Ihre lustvollen und jungen Anteile, die sich ergänzen. Dieses Zeichen ist sehr aktiv. Wenn Ihr Auftreten aber zu hart und entschlossen ist, schmerzen die Knie.

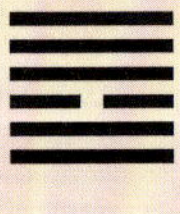

So wirkt die 10 im Körper

Schloss 10 liegt genau im Zentrum des Brustkorbs und unterstützt damit Herz und Kreislauf, zum Beispiel bei einem Herzinfarkt, Angina Pectoris und Arterienverkalkung. Sie wird angewendet bei beschleunigtem Puls und reguliert den Blutdruck.

Auch die Lunge liegt im Brustbereich. Daher können Sie Schloss 10 auch bei Lungenentzündung, Bronchitis, Husten und bei Allergie gegen Pollen oder Hausstaub anwenden.

Die Stimme ist Ausdruck der Vitalität der 10. Daher strömen Sie die 10, wenn die Stimme plötzlich weg ist, zum Beispiel nach einem Schlaganfall, bei Heiserkeit durch Erkältung oder durch zu viel Sprechen und Singen, wenn die Kehle und der Hals geschwollen sind oder schmerzen. Die 10 hilft bei Polypen an den Stimmbändern oder bei Stottern.

Ist Sicherheitsenergieschloss 10 offen, geht es auch dem Gehirn besser. Strömen Sie dieses Schloss daher beim Down-Syndrom, Autismus, Legasthenie, Lernproblemen, Parkinson und Alzheimer.

ÜBUNG

DAS SCHLOSS 10 ÖFFNEN

1. Da Sie Schloss 10 bei sich selbst nicht bequem erreichen können, lassen Sie sich beide Schlösser 10 von einem Partner oder einer Partnerin halten.

2a. Halten Sie sich selbst beide Schlösser hohe 19 oder beide Schlösser 13 gleichzeitig (beide Schlösser liegen am Körper auf derselben Höhe wie die 10).

2b. Legen Sie die linke Hand auf die rechte 13 und die rechte Hand auf die linke hohe 19.
Für die andere Seite legen Sie die rechte Hand auf die linke 13 und linke Hand auf die rechte hohe 19.

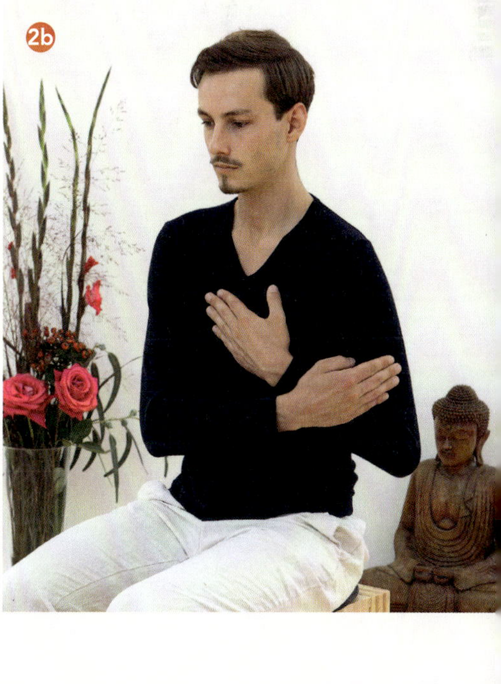

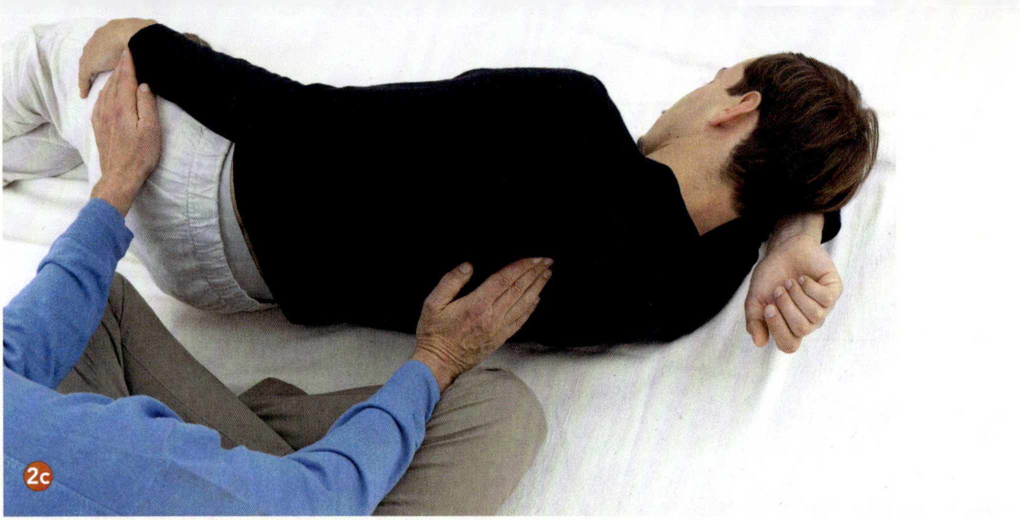

2c. Linken Daumen auf den Nagel des linken kleinen Fingers und rechte Hand auf linke hohe 19.

Bei einem Partner oder einer Partnerin setzen Sie sich auf die linke Seite oder wie auf dem Bild gezeigt: Legen Sie die linke Hand auf die linke 17 und die rechte Hand auf die linke 10.

Gut nach einem Herzinfarkt

3. Legen Sie die rechte Hand auf die linke hohe 19 und die linke Hand auf die rechte 1.

Für die andere Seite legen Sie die linke Hand auf die rechte hohe 19 und die rechte Hand auf die linke 1.

4. Halten Sie die beiden Zeigefinger nacheinander.

Kannst du das Eine mit Körper und Seele umfassen,
ohne Trennung?
Kannst du dich auf den Atem konzentrieren
und geschmeidig werden wie ein Neugeborenes?
Kannst du die Urwahrnehmung läutern und reinigen
wie makellose Jade?

Tao Te King

SCHLOSS 11 – ÜBERFLÜSSIGES GEPÄCK ABWERFEN

Zwei Daumenbreit neben dem 1. Brustwirbel, oben auf dem Schultermuskel (Trapezius) befindet sich das Sicherheitsenergieschloss 11.

Lassen Sie los

Die Schultern sind für viele die erste Stelle des Körpers, an der Anspannung zu spüren ist. Geistiger und emotionaler Stress belastet Ihre Schultern und führt zu Bemühung und Angst. Wenn Sie unter den Lasten zusammenbrechen, die Sie sich aufgeladen haben, können Sie mit der 11 Ihr überflüssiges Gepäck entladen. Sie kommen aus der überfließenden Fülle und grenzenlosen Lebenskraft der 10, aus der heraus Sie jetzt alles, was nicht mehr nötig ist, loslassen können. Schloss 11 ist das Zentrum oder die Nabe der 26 Schlösser und wird darum auch als Hausmeister bezeichnet. Es harmonisiert alle Schlösser, weil das Loslassen die Grundidee des Jin Shin Jyutsu ist. Darum bringt 11 vollkommenes Gleichgewicht in Ihren Körper. Wenn Schloss 11 und damit die Schultern frei sind, kann alles in Ihrem Körper besser fließen.

Die MUSS-Diät

Ihr innerer Richter treibt Sie meistens voran zu immer größeren Leistungen und verurteilt Sie, wenn Sie es nicht schaffen. Sein Lieblingssatz beginnt mit: »Du musst…«. Das Wort »müssen« erzeugt Druck in Ihnen und verspannt Sie dadurch. Sie benutzen dieses Wort auch, um Ihre Handlungen zu rechtfertigen, was aber überhaupt nicht nötig ist.
Eine MUSS-Diät durchzuführen bedeutet, das Wort »müssen« nicht mehr zu benutzen, es entweder ganz zu streichen oder durch andere Wörter, wie zum Beispiel »können« oder »möchten«, zu ersetzen. Ersetzen Sie also zum Beispiel »Ich muss jetzt ins Bett« durch »Ich gehe jetzt ins Bett« oder »Ich möchte jetzt ins Bett gehen«. Wenn Sie »Ich muss jetzt arbeiten« durch »Ich möchte jetzt arbeiten« ersetzen, können Sie nebenbei noch feststellen, ob Sie aus Freude oder aus Verpflichtung arbeiten und dies dann akzeptieren.
Sie werden sehen, wie entspannend diese Diät ist. Wenn Sie Ihnen gefällt, können Sie die Diät auch auf die Wörter »hätte« und »sollte« erweitern.

Unterscheidung und Verständnis

Die 11 hat die Quersumme 2 und daher auch das Thema Unterscheidungskraft, also entspannt mit den Gegensätzen im Leben umzugehen und weniger auf der eigenen Position zu beharren. Ist Schloss 11 offen, hilft das dabei, sich schnell, gut und gerecht zu entscheiden. Die 11 hilft Ihnen dabei, zu erkennen und zu verstehen, wofür Sie Verantwortung übernehmen wollen und wofür nicht.

In der griechischen Mythologie steht für die 11 Athene, die Göttin der Aufrichtigkeit und Gerechtigkeit. Sie kämpft mit dem Schwert für die Wahrheit, wenn sie auf Grund ihrer differenzierten Sicht und ihres reflektierenden Denkens zu der Entscheidung kommt, dass dieses notwendig ist. Ihr Symbol ist die Eule, was wir aus dem Ausdruck »Eulen nach Athen tragen« kennen. Sie steht für klares Unterscheidungsvermögen, denn die Eule sieht und jagt im Dunkeln.

Handeln Sie kreativ

Schloss 11 liegt auf der Höhe des Halschakras. Hals und Halschakra sind 3 Funktionen zugeordnet:

1. Sie schaffen eine gute Verbindung zwischen Denken/Kopf und Fühlen/Herz.

2. Das Resultat aus dieser Verbindung können Sie über Ihre Stimme auszudrücken. Sie können mit anderen also über Ihren Halt und Ihr Halschakra kommunizieren.

3. Hals und Halschakra setzen Ihre Ideen und Kreativität in Handlungen um, denn von Hals und Schultern aus gehen Energie und Nervenbahnen in Arme und die Hände.

Machen Sie sich zum Narren

Den König hatten wir bei der 10. Er erlässt alle Gesetze. Am Hof gab es auch einen Hofnarren, er war der einzige Untertan, der dem König die Wahrheit sagen durfte. Für diesen Narren steht die 11 und damit für das Verrückte und die Kraft der Unterscheidung. So ist es kein Zufall, dass auch der Karneval am 11.11. um 11.11 Uhr beginnt. In den alten Geschichten kommen auch die Elfen vor, die auch Alben hießen, daher kommt das Wort »albern«.

Die 11 im Mangel

Falls folgende Sätze auf Sie zutreffen, sollten Sie sich ganz besonders Ihrem Sicherheitsenergieschloss 11 widmen:

- Sie leiden unter Zweifeln und fühlen sich verzweifelt und getrennt von den anderen.
- Sie neigen zum Schwarz-Weiß-Denken.
- Geistiger und emotionaler Stress belastet Ihre Schultern und führt zu viel Bemühung.
- Sie glauben, was Ihr innerer Richter sagt, zum Beispiel »Du bist nicht gut genug«.
- Ist die 11 blockiert, sind Sie rechthaberisch, verurteilen andere und fühlen sich ungerecht behandelt.
- Sie können auch elitär werden und sitzen dann in einem Elfenbeinturm.

So wirkt die 11 im Körper

Schloss 11 ist das wichtigste Schloss für Schulter, Nacken und Hals. Von der Schulter aus werden die Arme energetisiert, darum hilft dieses Schloss bei Tennisellbogen, Carpaltunnelsyndrom und anderen Symptomen im Arm.

Die schöpferische Zeit

Yin und Yang, die ruhigen und die aktiven Energien, sind ausgeglichen. Der offene Geist hat neue und kreative Ideen, die entschlossen umgesetzt werden.

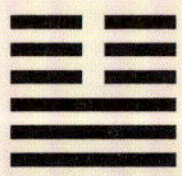

Wenn Sie Schloss 11 zusammen mit Schloss 22 halten, ist das gut für die Schilddrüse, die für viele Hormone und für die rhythmischen Abläufe im Leben zuständig ist.
Alle Verletzungen der Halswirbelsäule und der Schultern, wie zum Beispiel ein Schleudertrauma, können sich durch das Halten der 11 schneller verbessern. Im Rachen mindert Schloss 11 die Reizung der Schleimhäute und hilft Ihnen dadurch freier zu atmen.

ÜBUNG

DAS SCHLOSS 11 ÖFFNEN

1. Halten Sie beide Schlösser 11 gleichzeitig.

2a. Legen Sie die rechte Hand auf die linke 11 und die linke Hand auf die linke 25.
Für die andere Seite legen Sie die linke Hand auf die rechte 11 und die rechte Hand auf die rechte 25.

Hilft der Energie hinten aufzusteigen und damit dem Einatmen und Empfangen.

2a
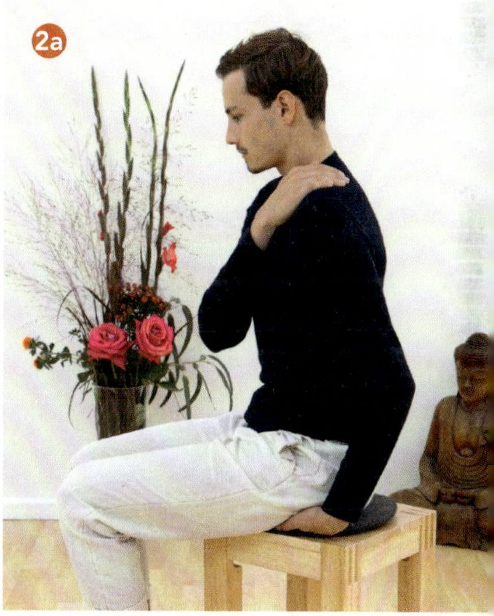

2b
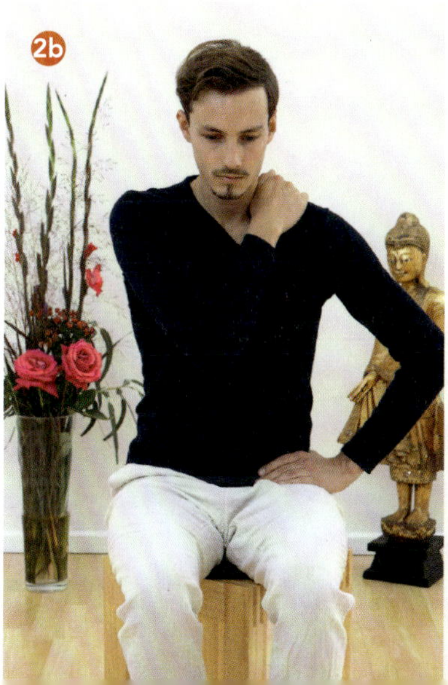

2b. Legen Sie die rechte Hand auf die linke 3 und die linke Hand auf die linke 15.
Für die andere Seite legen Sie die linke Hand auf die rechte 11 und die rechte Hand auf die rechte 15.

Hilft der Energie vorne abzusteigen und damit dem Ausatmen und Geben.

Diese beiden Griffe sind auch eine gute Übung für jeden Tag, um die Energie im Be-

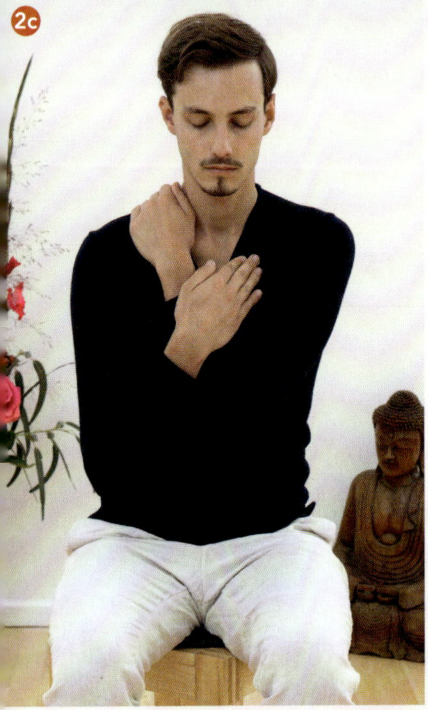

treuerstrom im Fluss zu halten, damit dieser frei fließen kann: hinten hoch und vorne wieder herunter.

2c. Legen Sie die linke Hand auf die rechte 11 und die rechte Hand auf die linke 22.
Für die andere Seite legen Sie die rechte Hand auf die linke 11 und die linke Hand auf die rechte 22

Gut für den Schultergürtel

3. Linke Hand auf linke 11 und 12 und rechte Hand auf linke hohe 19
Für die andere Seite: Rechte Hand auf linke 11 und 12 und linke Hand auf rechte hohe 19

Gut für den Nacken

4. Halten Sie die beiden Zeigefinger nacheinander.

Dreißig Speichen
teilen die Nabe;
das Loch in der Mitte
macht es brauchbar.

Tao Te King

SCHLOSS 12 – DEM LEBEN HINGEBEN

Ihr 12. Sicherheitsenergieschloss finden Sie neben dem 4. Halswirbel, in der Mitte des Nackens, auf dem Nackenmuskel.

Dein Wille geschehe – Demut

Mit der 11 haben Sie Altes losgelassen, um zur 12, der Hingabe, zu kommen. Was bedeuten Hingabe und Demut? Es bedeutet, dass Sie sich nicht mehr wehren gegen das, was das Leben Ihnen präsentiert. Das hilft Ihnen auch, die Situation, falls möglich, zu verändern oder, falls nötig, zu verlassen.

Die Entfremdung

Ihrer Aktivität fehlt die Basis, der Geist hebt ab und es kommt zu Gewalt oder zu manisch-depressiven Zustände. Ruhe wird als Schwäche gesehen.

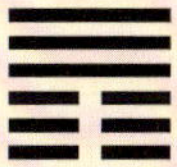

In der Numerologie ist die 12 die Zahl der Vollkommenheit. Sie hilft Ihnen, Ihre innere Stimme zu akzeptieren, Ihr zu folgen und dadurch zu spüren, was für Sie das Beste ist. Sie müssen nun niemanden mehr überzeugen, Sie sind anderen ein Beispiel, dem man folgen will. Mit dieser Art der Hingabe leben Sie leichter und glücklicher im Hier und Jetzt. Hier geht es um eine ruhige Umkehr des Denkens, weg von dem gewöhnlich Ich-zentrierten Denken.

Die 12 im Mangel

Falls folgende Sätze auf Sie zutreffen, sollten Sie sich ganz besonders Ihrem Sicherheitsenergieschloss 12 widmen:

- Sie haben das Gefühl, nicht loslassen zu können und das Leben kontrollieren zu müssen.
- Sie sagen »Ich will aber...« und sind besserwisserisch.
- Sie wollen sich und andere kontrollieren und fühlen sich dadurch einsam und abgeschnitten.
- Sie sind in Ihren Emotionen und festgefahrenen Konzepten steckengeblieben und meinen deshalb durchhalten zu müssen.
- Sie klammern sich an das Vergangene, werden verbittert und geben Gott, dem Leben oder jemand anderem die Schuld.

Eine blockierte 12 führt zu Gewalt. Gewalt führt zu einer blockierten 12. Bei einer Blockade in der rechten 12 wird Gewalt eher nach innen gerichtet. Eine blockierte rechte 12 findet man oft bei Depression und Selbstmordneigung.
Liegt die Blockade dagegen in der linken 12 vor, so wird Gewalt eher destruktiv nach außen gerichtet. Das zeigt sich oftmals in einer Wut auf andere oder in Aggression und nach außen gerichtetem, destruktivem Denken und Verhalten.

So wirkt die 12 im Körper

Schloss 12, zusammen mit dem darüber liegenden Schloss 4 gehalten, entlastet den Verstand. Zusammen mit Schloss 20 oder 21 gehalten, hilft es bei Trigeminusneuralgie (Schmerzen im Gesicht) und Fascialisparese (Lähmung der Gesichtsmuskeln). Sie hilft Ihnen, sich zu entgiften, zum Beispiel nach Alkoholkonsum, wenn Sie einen Kater haben.
Wenn Sie zu »hartnäckig« oder »halsstarrig« sind, entstehen Verletzungen, wie zum Beispiel beim Schleudertrauma, sowie Verspannungen und Schmerzen im Bereich von Nacken und Schultern, die auch zu Kopfschmerzen führen können.
Wenn Sie die 12 weiter außen, direkt unter dem Ohr, halten, ist das hilfreich bei Schluckauf und bei Schmerzen im Kiefergelenk.

ÜBUNG

DAS SCHLOSS 12 ÖFFNEN

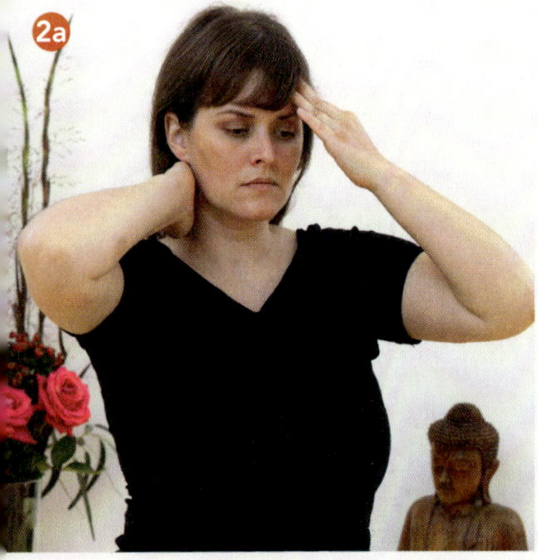

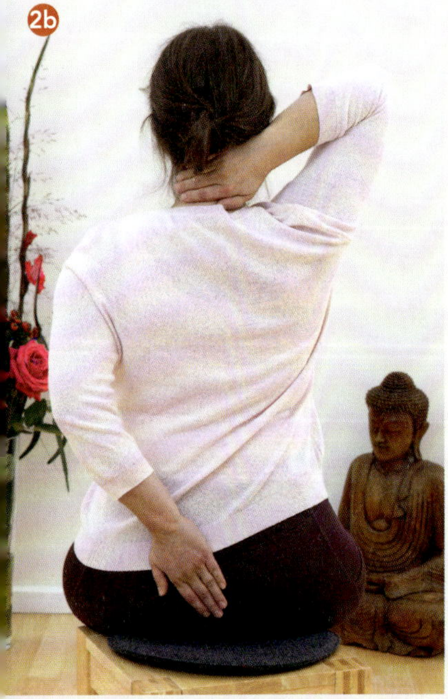

1. Halten Sie beide Schlösser 12 gleichzeitig.

2a. Legen Sie die rechte Hand auf die rechte 12 und die linke Hand auf die linke 20.
Für die andere Seite legen Sie die linke Hand auf die linke 12 und die rechte Hand auf die rechte 20.

Gut für den Kopf, hilft dem Betreuerstrom

2b. Legen Sie die rechte Hand auf die linke 12 und die linke Hand auf das Steißbein.
Für die andere Seite legen Sie die linke Hand auf die rechte 12 und die rechte Hand auf das Steißbein.

Gut für die Blase

2c. Legen Sie die linke Hand auf die rechte 12 und die rechte Hand auf linke 14.
Für die andere Seite legen Sie die rechte Hand auf die linke 12 und die linke Hand auf die rechte 14.

Diese beiden Schlösser helfen, den Willen entspannt einzusetzen.

3. Siehe Schloss 11, Übung 3 (Seite 70)

Gut für den Nacken

4. Halten Sie die beiden Mittelfinger nacheinander.

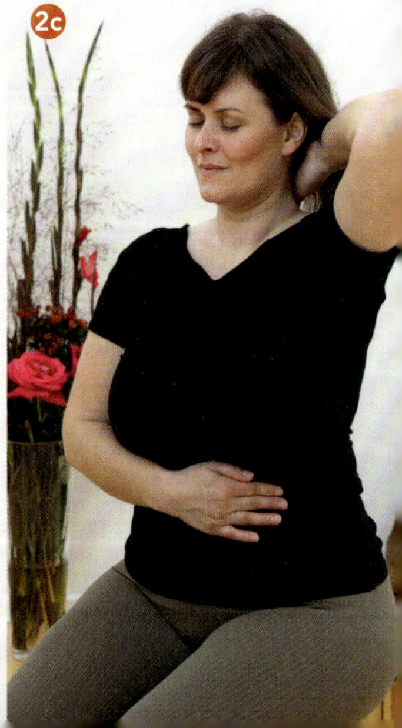

SCHLOSS 13 – IN WAHRHEIT IST ES EINFACH LIEBE

Sie haben einen Punkt, auf den Sie zeigen, wenn Sie »Ich« sagen. Direkt daneben, neben dem Brustbein zwischen der 3. und 4. Rippe, liegt Schloss 13.

Spüren Sie Transformation und Wandel

Beim Maya-Kalender ist 13 die wichtigste Zahl: Es gibt 13 Götter, 13 Himmel und 13 Stunden. Die 13 wird dort durch den Schmetterling symbolisiert, also ist die 13 ein Symbol für den Wandel im Leben, wie die Entwicklung von der Raupe zum Schmetterling.

Die Idee, dass diese Zahl der Transformation Unglück bringen soll, gibt es bei uns erst seit 300 Jahren. Eigentlich ist die 13 in den alten Geschichten meist eine 12 plus 1. Die 13 ist oftmals der Führer der 12 anderen, zum Beispiel bei Jesus und seinen 12 Jüngern, bei Odysseus und seinen 12 Gefährten, bei Jakob und seinen 12 Söhnen oder bei einem Geschworenen-Gericht in den USA, welches aus einem Richter und 12 Geschworenen besteht.

Lassen Sie Begeisterung und Kreativität in Ihr Leben

Das Herz, in dessen Höhe sich die 13 befindet, steht für Emotionen und Lebensfreude. Die 13 hilft Ihnen, produktiv, kreativ, enthusiastisch und neugierig zu sein. Mit der 12 geben Sie die Kontrolle auf, jetzt können Sie frei und begeistert sein und Neues erschaffen. Sie fühlen sich vielleicht mehr und mehr inspiriert. Die 13 liegt auf der Höhe der Lunge, Inspiration bedeutet auch Einatmung und in den Geist hineingehen. Die 12 ist »Dein Wille geschehe« und die 14 ist »Unser Wille geschehe«. Dazwischen liegt Schloss 13 auf Herzhöhe als Vermittler. Es hilft Ihnen, zu lieben, glücklich zu sein und dabei, nicht mehr Recht haben zu wollen.

Sie lieben Ihre »Feinde«, denn Sie sehen den anderen, wie er ist. Sie nehmen sich und andere an. Sie lassen alles, was Ihr Herz belastet, los: Schocks, emotionalen Schmerz, Schuldgefühle, Verletztheit, Negativität, Misstrauen und die alten Themen aus der Kindheit. Sie machen sich selbst und andere nicht mehr verantwortlich für Ihr Leiden.

Bei den Tarot-Karten heißt die 13. Karte »der Tod«. Der Tod steht für das Sterben des Alten und Verbrauchten und die Geburt des Neuen und Frischen, es geht also um Transformation, neue Ideen und damit um Freiheit.

Schloss 13 und die Süchte

Auch bei Süchten kann Sie die 13 unterstützen.

Ihr inneres Kind ist mit Ihrem Herzen verbunden. Es will immer einfach hemmungslos genießen. Es sagt: »Jetzt hast Du so viel geleistet und Dich so angestrengt, jetzt genieße einfach nur noch«. Eigentlich eine gute Idee. Leider kann das Genießen sich manchmal zu einer Sucht entwickeln, zum Beispiel nach Süßigkeiten, Alkohol, Fernsehen oder digitalen Medien. Was tun?

Schauen Sie zuerst, ob Sie die Anteile Ihres Lebens reduzieren können, die Sie als anstrengend erleben, meist hat es mit der Arbeit zu tun. Dann reden Sie mit dem inneren Kind, ob Sie nicht etwas anderes, was nicht süchtig macht, genießen können. Seien Sie sich auch dem inneren Richter bewusst, der Sie für Ihre Süchte verurteilt und damit alles noch schlimmer macht. Bleiben Sie bewusst. Ich schlage meinen Patienten oft vor, weiterhin Schokolade zu essen, es aber nie nebenbei zu tun. Essen Sie Schokolade stattdessen ganz bewusst, ohne etwas anderes dabei zu tun, und genießen Sie es aus vollem Herzen.

Die 13 im Mangel

Falls folgende Sätze auf Sie zutreffen, sollten Sie sich ganz besonders Ihrem Sicherheitsenergieschloss 13 widmen:

- Ist das Herz verschlossen, werden Sie hartherzig. Ist es zu offen, sind Sie weichherzig und leiden zu sehr mit.
- Es fällt Ihnen schwer, sich und andere anzunehmen, Schuldgefühle und alte Verletzungen loszulassen.
- Sie sind misstrauisch und machen andere für Ihr Leiden verantwortlich.
- Sie sind vom Leben nicht begeistert und neigen darum zu Süchten.
- Sie haben wenig Kontakt zu Ihrem inneren Kind, nehmen das Leben zu ernst oder wirken abgehoben, kindlich oder kindisch.
- Sie wollen nicht erwachsen werden, Ihren Platz in der Welt nicht einnehmen.

Die 13 steht für alle Probleme mit Ursache in der Kindheit. Auslöser für eine verschlossene 13 können Schocks und Traumata sein.
Bei meinen Patienten finde ich oft eine blockierte 13 vor, wenn es ungelöste, emotionale Konflikte gibt, meistens in einer nahen Beziehung.

Die Gestaltung von gemeinsamen Visionen

Es ist mit seinen 5 Yang-Strichen ein sehr aktives und entschlossenes Zeichen. Sie vertreten mit Charme und Enthusiasmus Ihre Positionen, respektieren dabei die Angelegenheiten anderer und können dadurch mit anderen gemeinsam sehr produktiv werden.

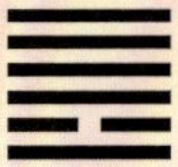

So wirkt die 13 im Körper

Schloss 13 ist das wichtigste Schloss für die Erkrankungen der Geschlechtsorgane, für die Menstruation und das Klimakterium. Sie ist der Fruchtbarkeitsspezialist, hilft schwanger zu werden und unterstützt die Mutter und das Kind in der Schwangerschaft. Schloss 13 hilft beim Stillen und unterstützt das körperliche und geistige Wachstum des Kindes und nimmt die Schmerzen beim Zahnen.

Es liegt in der Mitte des Brustkorbs und hilft so dem Herzen, dem Blutdruck und bei Blutkrankheiten. Hilfreich ist die 13 auch für die Brust, zum Beispiel bei Brustkrebs und für die Atmung, bei Husten, Asthma und Erstickungsanfällen.

Das Herz hat eine Verbindung zu den Nerven, daher strömen Sie Schloss 13 bei Herzflattern, schnellen Pulsen, bei Liebeskummer, Lampenfieber und emotionaler Aufregung. Emotionale Themen können sich auch in Süchten zeigen, wie zum Beispiel als Anorexie.

Hinter dem oberen Brustbein und somit beim Schloss 13 liegt auch die Thymusdrüse. Diese wirkt unter anderem auf das Immunsystem ein. Die mittlere 13 auf dem Brustbein ist ein Schloss, welches Sie schon beim Hauptzentralstrom kennengelernt haben. Dieser Punkt nennt sich in der TCM »Meer der Ruhe«. Seine Wirkung ist sehr beruhigend und wichtig für das Herz und bei Husten. Dort liegt auch Ihr Herzchakra, Ihr viertes großes Energiezentrum.

ÜBUNG

DAS SCHLOSS 13 ÖFFNEN

1. Halten Sie die beiden Schlösser 13 gleichzeitig über Kreuz.
2. Legen Sie die linke Hand auf Ihr Brustbein und die rechte Hand auf Ihren Scheitel.

Gut bei Atemnot, Krupp-Husten, Reizhusten und Asthma

3. Bei einem Partner oder einer Partnerin: »Herz-Sandwich«: Legen Sie Ihre linke Hand auf die mittlere 10 (auf der Wirbelsäule) und Ihre rechte Hand auf die mittlere 13 (auf dem Brustbein).

Gut für die Brust, die Emotionen, das Herz, die Atmung

4. Halten Sie die beiden Mittelfinger nacheinander.

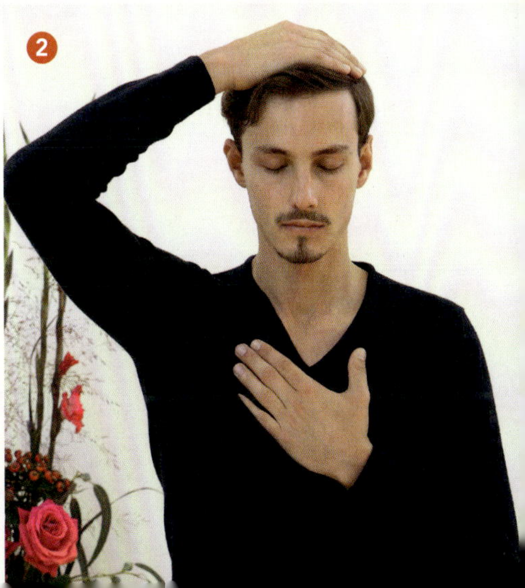

SCHLOSS 14 – WILLE UND CHARISMA

Neben der Magengrube, am Unterrand des Rippenbogens liegt Ihr 14. Sicherheitsenergieschloss.

Ich will, ich kann

Die 14 liegt am Sonnengeflecht oder Solarplexus, das Nervenzentrum für die Bauchorgane. Dieses ist der Sitz Ihres Willens, der sagt »Ich will« oder »Ich will nicht«. Kommt der Wille aus dem Ego, dann benutzen Sie Anstrengung und Kraft, um Ihr Ziel zu erreichen. Sie haben dann oftmals Angst, zu scheitern und streben nach Macht.
Setzen Sie den Willen als essenzielle Kraft ein, kann das mit Mühelosigkeit geschehen, und da dadurch das Resultat Ihrer Handlung weniger wichtig wird, macht Ihnen ein mögliches Scheitern weniger aus. »Mein Wille geschehe« und »Dein Wille geschehe« sind nicht mehr zu trennen.
Das Sonnengeflecht ist auch der Ort, an dem Sie mit Ihrem Willen andere beeinflussen oder von anderen beeinflusst werden. Darum verschränken Sie schützend die Arme vor dem Magen, wenn Sie sich an Orten oder mit Menschen aufhalten, die Ihnen unangenehm erscheinen. Menschen mit einem starken Charisma haben ein stark entwickeltes Sonnengeflecht.
Ich denke da an manche Politiker von früher, wie Willi Brandt und Konrad Adenauer.

Der Wille

Der Wille ist Yang (aktiv), das Loslassen ist Yin (passiv). Wenn man etwas erreichen möchte, braucht man beides: den Willen und das Loslassen.
Sie benutzen Ihre ganze Willenskraft, konzentriert wie ein Bogenschütze, um zu Ihrem Ziel zu gelangen und lassen gleichzeitig los, sind also genauso glücklich, wenn etwas ganz anderes herauskommt.
Ein Paradox: Es gibt einen Teil der Realität, in der nichts, was passiert, von Ihnen zu beeinflussen oder zu kontrollieren ist. Wir nennen das gerne Schicksal. In einem anderen Teil erschaffen Sie allein Ihre ganze Wirklichkeit bewusst oder unbewusst selbst, sind also dadurch auch niemals Opfer eines anderen.

Die 14 und der Verstand

Die 14 liegt in Höhe der Taille und alle Schlösser in der Taillenebene sind dem Verstand und der Verdauung zugeordnet. Die Taille verbindet Himmel und Erde. Der katholische Kreuzweg besteht traditionell aus 14 Stationen und auch er steht für den Übergang von der Erde zum Himmel.
Die 14 hilft Ihnen, im Gleichgewicht zwischen Verstand und Gefühl zu leben. Sie durchdenken mit der 14 die schöpferischen Gedanken und die Liebe von Schloss 13 und setzen Sie dann mit Schloss 15 praktisch um.

Sich genährt und geschützt fühlen

Die 14 liegt auf der Höhe der Verdauungsorgane. Sie hilft dabei, das Leben mit seinen täglichen Eindrücken gut zu verdauen und sich zu nähren sowie Lebensumstände und Beziehungen zu schaffen, die Sie nähren. Sie hilft Ihnen, zu vertrauen, dass immer für Sie gesorgt ist und sich angebunden, geschützt und »angenabelt« zu fühlen, denn die 14 liegt in der Nähe des Nabels.

In den alten Geschichten taucht die 14 als Symbol des Schutzes auf. Es gibt 14 Nothelfer im Christentum, 14 Heilige, die in bestimmten Notlagen angerufen werden. In der Oper *Hänsel und Gretel* heißt es: »Abends, wenn ich schlafen geh, 14 Engel bei mir stehn.«

Die 14 im Mangel

Falls folgende Sätze auf Sie zutreffen, sollten Sie sich ganz besonders Ihrem Sicherheitsenergieschloss 14 widmen:

- Sie wollen, dass alles so läuft, wie Sie sich das vorstellen.
- Sie streben nach Macht, haben Gefühle von Wut und Mangel, leiden unter Neid und Eifersucht und vergleichen sich mit anderen.
- Sie beginnen im Gespräch die Sätze gerne mit »Ja aber…« oder Sie wissen nicht, was Sie wollen und haben kein Charisma.
- Sie glauben, immer zu scheitern und nichts wert zu sein.
- Sie sind ohne Phantasie und haben keine neuen Ideen. Fühlen Sie sich nicht genährt und fühlen Sie einen Mangel an Liebe und Kontakt, so können Gier oder Ablehnung entstehen in Bezug auf Menschen, Essen oder alles Materielle.
- Sie greifen zu Drogen, um sich zu betäuben.
- Sie fühlen sich ungeschützt und von der Welt abgenabelt.
- Sie fühlen sich im Beruf oftmals gestresst.

Der Besitz von Großem

Sie sind wie die Sonne, die im Zenit genau über Ihnen steht. Ihr Geist ist klar, und Sie wissen, was zu tun ist, weil Sie eine deutliche Vision haben und im vollen Besitz Ihrer Kräfte sind. Darum handeln Sie mit Entschlossenheit, Kraft, Instinktsicherheit und Optimismus, wie ein temperamentvoller Hengst, und bleiben dabei großzügig und objektiv. Sie sind wie ein Leuchtfeuer, das anderen zur Orientierung dient.

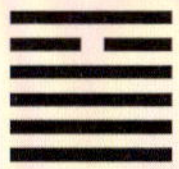

So wirkt die 14 im Körper

Schloss 14, durch seinen Bezug zum Magen, ist der »Ernährer« und hilft Ihnen, Nährstoffe optimal aufzunehmen und zu verwerten. Das rechte Schloss 14 mit der Leber und Gallenblase hilft Ihnen Fette zu verdauen und Ärger loszulassen. Das linke Schloss 14 ist gut für Milz, Bauchspeicheldrüse und Magen und um Proteine und Kohlehydrate zu verdauen, wie auch um

Sorgen und Grübeln aufzugeben. Bei Bauchschmerzen, Gastritis, Schluckauf und Sodbrennen kann Schloss 14 unterstützend wirken. Es hilft außerdem bei der Regulierung des Körpergewichts und bei Bulimie. Allergien können symbolisch dafür stehen, das Leben nicht verdauen zu können.

Die Taille verbindet den oberen Teil des Körpers mit dem unteren. Ist Schloss 14 gestaut, staut sich die Energie hoch in die Brust und dann weiter ins Gehirn zurück, gleichzeitig entsteht unterhalb von Schloss 14 ein Energiemangel, insbesondere in den Beinen. Bei Kopfschmerzen, Legasthenie und besonders bei Epilepsie kommt die Energie nicht nach unten durch. Ebenso bei Schlaflosigkeit, Schlafwandeln, Alpträumen, Schnarchen und Zähneknirschen, sowie übermäßigem Schwitzen.

Schloss 14 hilft den Augen, weil diese der Leber zugeordnet sind und die Leber sich am rechten Schloss 14 befindet. Auch alle Gelenke sind der Leber zugeordnet. Sie können Schloss 14 also auch bei Gelenkbeschwerden strömen.

ÜBUNG

DAS SCHLOSS 14 ÖFFNEN

1. Halten Sie beide Schlösser 14 gleichzeitig über Kreuz.
2. Legen Sie die linke Hand auf die rechte 12 und die rechte Hand auf die linke 14
   Für die andere Seite legen Sie die rechte Hand auf die linke 12 und die linke Hand auf die rechte 14.

Diese beiden Schlösser helfen, den Willen entspannt einzusetzen.

3. Legen Sie die linke Hand auf die rechte 19 und die rechte Hand auf die rechte 15.
   Für die andere Seite legen Sie die rechte Hand auf die linke 19 und die linke Hand auf die linke 15.
4. Halten Sie die beiden Ringfinger nacheinander.

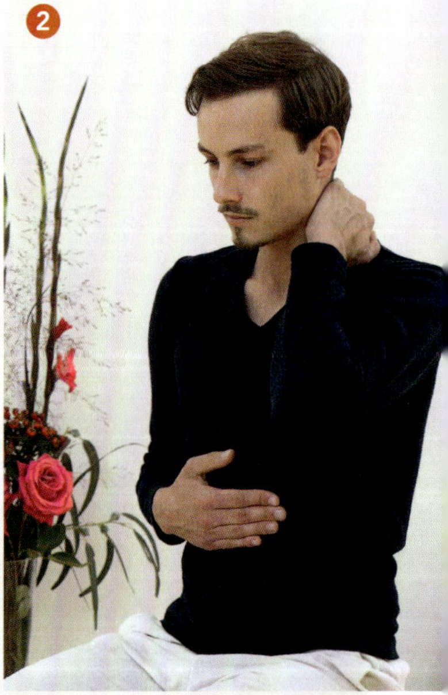

SCHLOSS 15 – LACHEN IST GESUND

In der Leistenbeuge, dort wo Sie auf das Schambein trifft, befindet sich Ihr Schloss 15.

Waschen Sie Ihr Herz in Lachen

Die 15 nimmt die Spannung von Ihrem Herzen, denn Sie hat eine Verbindung zu Schloss 3. Sie verhilft Ihnen zu mehr Freude, mehr Lachen und zu mehr Spaß am Leben. Darum nennt man sie auch den »Komiker« und das Tor zur Freude. Lachen ist ein wirksames Heilmittel.

Die 15 liegt an den Sexualorganen und hilft Ihnen, mit Ihren Trieben umzugehen und eine gute Sexualität zu leben. In der griechischen Mythologie gibt es für diese unbändige und wilde Energie den Gott Pan, dessen Schrei so laut und überraschend war, dass er Panik auslöste.

Verwirklichen Sie Ihre Ideen

Mit der 13 erschafft Ihr Geist im Herzen neue Ideen, die 14 hilft Ihnen, Ihren Willen einzusetzen, die neuen Ideen zu durchdenken und zu verdauen. Mit der 15 setzen Sie die Ideen in die Wirklichkeit um. Die 15 hilft Ihnen, zu handeln.

Die 15 im Mangel

Falls folgende Sätze auf Sie zutreffen, sollten Sie sich ganz besonders Ihrem Sicherheitsenergieschloss 15 widmen:

- Das Leben ist zu ernst.
- Sie fühlen sich nicht mit Ihrem Herzen verbunden und freuen sich darum wenig.
- Sie neigen dazu, zu viel zu tun (Workaholic) und sich keine Zeit für sich selbst zu gönnen.
- Sie handeln unbewusst.
- In Ihrer Sexualität folgen Sie nur Ihren Trieben und schämen und verurteilen sich dafür.

So wirkt die 15 im Körper

Schloss 15 versorgt die Beine mit Energie und hilft dadurch bei unruhigen und geschwollenen Beinen, bei Krämpfen, kalten Füßen, Plattfüßen (Leben voller Last), hohem Fußgewölbe (nicht in den Körper wollen), sowie O- und X-Beinen.

Schloss 15 fördert außerdem die Fruchtbarkeit und die Libido, unterstützt in der Schwangerschaft, hilft bei Menstruationsbeschwerden und allen Problemen in Uterus, Eierstöcken oder Prostata und Hoden.

Das Schloss liegt auf der Höhe der Hüfte und ist wie alle Schlösser der Hüft-Ebene für die Ausscheidung und alle körperlichen Erkrankungen zuständig: Es hilft bei Sportverletzungen, Knochenbrüchen, bei Wunden und vor und nach einer OP.

Die Bescheidenheit

Sie halten inne und konzentrieren sich nur auf das Wesentliche. Ihr Geist bleibt offen und empfänglich, wie der Mond. Dafür ist es gut, Ihre Vergangenheit besser zu verstehen, dann wird alles einfacher, es gibt keine Widerstände, Sie werden mit offenen Armen empfangen. Sie fühlen sich frei, da der Ballast der Vergangenheit Sie nicht mehr beschwert.

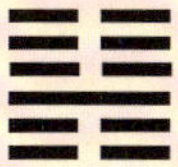

Zusammen mit Schloss 2 gehalten, ist Schloss 15 zudem ein wichtiges Schloss, um den Rücken zu entlasten.
Schloss 15 arbeitet sehr eng mit Schloss 3 zusammen und öffnet darum das Herz. Beide Schlösser zusammen zu halten hilft Herz, Blut, Kreislauf und bei Krampfadern.

ÜBUNG

DAS SCHLOSS 15 ÖFFNEN

1. Halten Sie beide Schlösser 15 gleichzeitig.

2a. Legen Sie die rechte Hand auf die linke 3 und die linke Hand auf die linke 15.
Für die andere Seite legen Sie die linke Hand auf die rechte 3 und die rechte Hand auf die rechte 15.

Wirkung: entlastet den Kopf

2b. Legen Sie die rechte Hand auf die rechte 2 und die linke Hand auf die linke 15.
Für die andere Seite legen Sie die linke Hand auf die linke 2 und die rechte Hand auf die rechte 15.

Gut für Becken und Beine

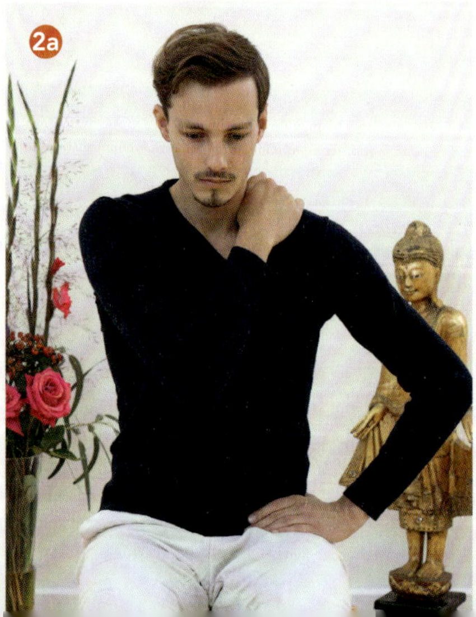

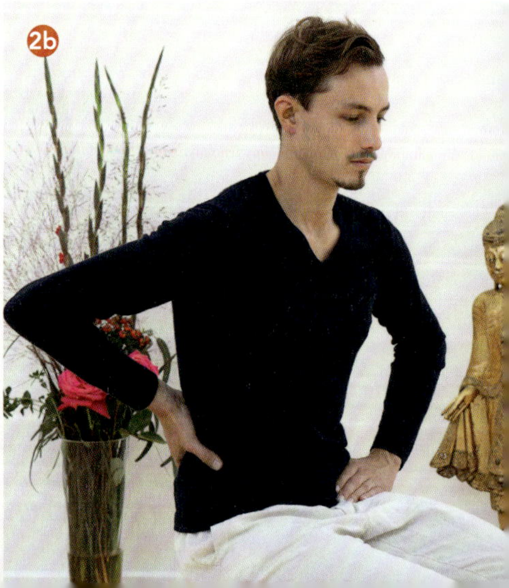

3. Legen Sie die linke Hand auf die rechte 6 und die rechte Hand auf die rechte 15.
   Für die andere Seite legen Sie die rechte Hand auf die linke 6 und die linke Hand auf die linke 15.

Wirkung: kräftigt die Beine

4. Halten Sie die beiden kleinen Finger nacheinander.

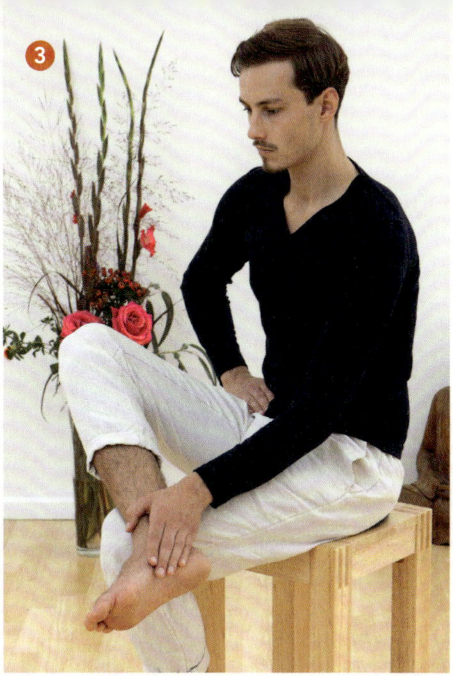

SCHLOSS 16 – SEELISCHE NARBEN HEILEN

Am Fuß, in der Kuhle zwischen Außenknöchel und Ferse liegt Schloss 16.

Begeistert und aktiv loslassen

Hier geht es darum, dass Sie die alten, unbewussten Strukturen nicht mehr aufrechterhalten können. Die 16 hilft Ihnen, wie beim Häuten einer Schlange, das Alte wie eine zu eng gewordene Haut abzustreifen. Sie ist dem Planeten Mars zugeordnet und ist dadurch voller Feuer und Begeisterung. Ihr Enthusiasmus hilft Ihnen, in Bewegung zu kommen und zu bleiben.

Heilen Sie Ihre Narben

Traumata, die Sie früher erlebt haben, heilen oberflächlich, hinterlassen aber seelische Narben in Ihnen. Sie können die 16 anwenden, um Ihre alten Gedanken, Einstellungen und Gewohnheiten aufzubrechen, denn die 16 klärt das Gehirn und das Denken. Die 16 ist wie der Turm in der dazugehörenden Tarot-Karte, der, vom Blitz getroffen, zusammenstürzt. Er repräsentiert die Ego-Strukturen, die Sie in der äußeren Welt errichtet haben. Der Blitz ist ein Symbol des plötzlichen Erkennens der Wahrheit, durch den die Unwissenheit zerstört wird. Er schafft so Platz für Neues. Das kann Ihnen erst einmal Angst machen. Die 16 hilft Ihnen aber, zusammen mit Schloss 5, diese Angst zu überwinden und in Freude zu verwandeln.

ÜBUNG

DAS SCHLOSS 16 ÖFFNEN

1. Halten Sie die beiden Schlösser 16 gleichzeitig. Das geht im Schneider- oder im Fersensitz, falls möglich.

2a. Legen Sie die linke Hand auf die rechte 16 und die rechte Hand auf die rechte 5.
Für die andere Seite legen Sie die rechte Hand auf die linke 16 und die linke Hand auf die linke 5.

Macht alle Gelenke beweglich

2b. Legen Sie die rechte Hand auf die rechte 5 und 16 (Fersen umgreifen) und die linke Hand auf die rechte 7.
Für die andere Seite legen Sie die linke Hand auf die linke 5 und 16 und die rechte Hand auf linke 7.

Gut bei Schmerzen, besonders im Kopf

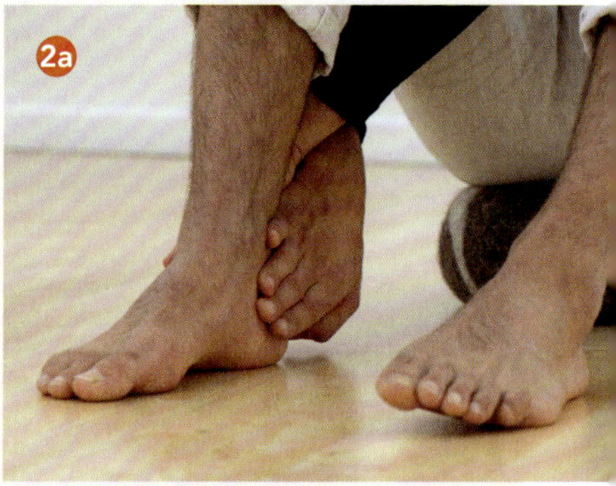

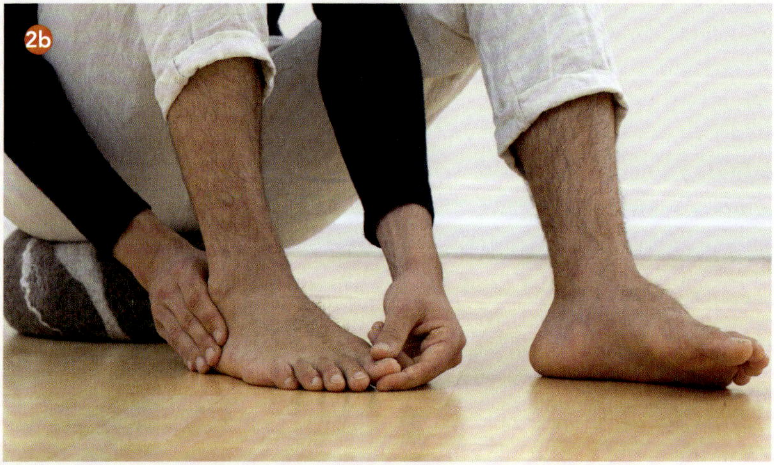

2c. Bei Narben: Legen Sie eine Hand auf die Narbe, die andere Hand auf die 16 an der gleichen Körperseite.

3. Halten Sie mit der linken Hand den linken kleinen Zeh und legen Sie die rechte Hand auf linke 16.
Für die andere Seite legen Sie die rechte Hand auf den rechten kleinen Zeh und die linke Hand auf die rechte 16.

Gut für die Füße

4. Halten Sie die beiden Daumen nacheinander.

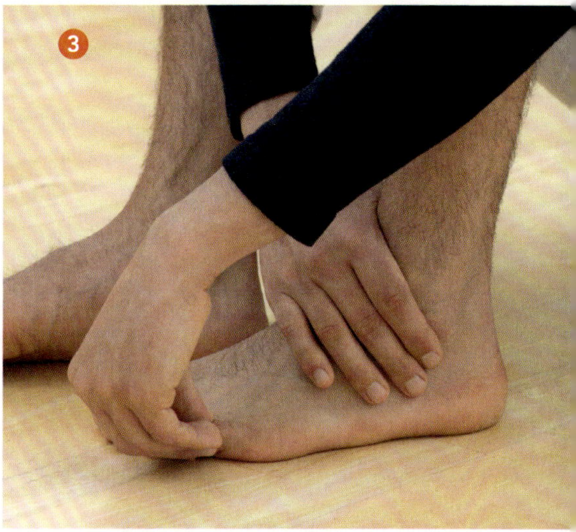

Die 16 im Mangel

Falls folgende Sätze auf Sie zutreffen, sollten Sie sich ganz besonders Ihrem Sicherheitsenergieschloss 16 widmen:

- Sie haben Angst vor Veränderungen und halten an alten Ideen und Verletzungen fest.
- Sie wollen lieber in Ihrer wohlbekannten Welt voller unbewusster Muster bleiben als aktiv zu werden. Dadurch fühlen Sie sich wie in einem Gefängnis.

So wirkt die 16 im Körper

Schloss 16 ist, wie schon erwähnt, astrologisch dem Planeten Mars zugeordnet. Dieser regiert die Muskeln und die Mobilität. Daher können

Die Begeisterung oder auch der Knaller

Eine neue Phase beginnt, in der sich, wie aus dem Nichts oder wie beim Urknall, neue Möglichkeiten für Sie ergeben. Eine gute Zeit, um offen und konzentriert Dinge zu bewegen und sich selbst und andere zu begeistern. Es hilft, die Angst vor Ihrer eigenen Größe abzulegen und sich deutlich und klar auszudrücken.

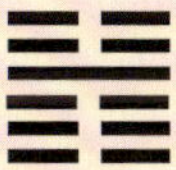

sie Schloss 16 bei Muskelschmerzen, Lähmungen und Krämpfen einsetzen.

Der Mars drückt sich auch in der Kraft der Fortpflanzung und in der Fruchtbarkeit aus. Als Fußreflexzonen liegen an Schloss 16 die Eierstöcke und der Hoden.

In der Nähe von Schloss 16 liegt in der TCM der Punkt Blase 60, er ist der Meisterpunkt aller Schmerzen. Er wirkt, wie Schloss 16, auf den Kopf, zum Beispiel bei Kopfschmerzen, Migräne oder Tinnitus. Halten Sie Schloss 16 auch bei Schmerzen im Nacken und Rücken, sowie bei Problemen mit dem Ischias.

SCHLOSS 17 – ENTSPANNT IM HIER UND JETZT

Am Handgelenk auf der Seite des kleinen Fingers liegt Schloss 17.

Gehen Sie aktiv in die Welt

In der Höhe von Schloss 3 an der Schulter geht die Energie in den Arm, dort liegen die Schlösser 17, 18 und 19 auf dem Vermittlerstrom.

Der Vermittlerstrom und auch die Arme sind für Handlung und Aktivität zuständig und dafür, alles aus dem Inneren in die Welt hinauszubringen. Schloss 17 steht für die geistige Aktivität (dafür steht auch die Brust-Ebene), die 18 für die Aktivität des Verstandes (Taillen-Ebene) und die 19 für die körperliche Aktivität (Becken-Ebene).

Entspannen Sie Ihren Geist

Die 16 spiegelt die Aktivität des Mars wieder, die 17 ist die Ruhe, die nach diesem Sturm folgt. Sie unterstützt Sie, wie auch die Schlösser 8 und 26, zu mehr innerer Ruhe und in die Meditation zu kommen. Meditation ist die große Umwandlungskraft.

Das hebräische Wort für Meditation bedeutet wörtlich (geistige) Empfängnis. Es bezieht sich auf das Keimen von Ideen, die sich im Dunkeln oder Unbewussten beginnen zu entwickeln, in Analogie zu keimenden Samen.

Bei der 17 geht es dabei um das Entstehen von Ideen durch Entspannung. Sie hilft Ihrer Kreativität und Intuition, gibt also Kraft für Erneuerung und Veränderung. Dafür ist es notwendig, als erstes den Verstand und die Nerven zu entspannen. Schloss 17 beruhigt Ihre geistige Energie, zum Beispiel können Sie hyperaktive Kinder am Handgelenk fassen. Das Schloss hilft Ihnen bei jeder Form von Aufregung und Nervosität, zum Beispiel wenn Sie eine Rede halten wollen. Besonders im Stehen halten viele Menschen unbewusst ihr Handgelenk mit der anderen Hand umfasst.

In den alten Geschichten kommt die 17 häufig in Zusammenhang mit Wasser vor, als Symbol für das Unterbewusste. Zum Beispiel trieb Odysseus siebzehn Tage auf einem Floß im Meer.

Der Herzstrom und der Dünndarmstrom durchlaufen die 17 und den kleinen Finger. Ähnlich wie das Halten des kleinen Fingers hilft auch die 17 Ihre Lebensfreude zu entwickeln, indem Sie sich weniger bemühen oder verstellen.

Die 17 im Mangel

Falls folgende Sätze auf Sie zutreffen, sollten Sie sich ganz besonders Ihrem Sicherheitsenergieschloss 17 widmen:

- Sie neigen zur Nervosität.
- Sie regen sich über kleine Dinge auf.
- Ihr Geist ist in Aufruhr oder fühlt sich an wie gelähmt.
- Sie haben keine neuen Ideen.
- Ihre natürliche Intuition, Freude und Weisheit des Herzens sind blockiert.
- Sie sind ständig in Aktivität
- Es fällt Ihnen schwer in die Gänge zu kommen.
- Sie bemühen sich oft, denn Sie «schaffen es nicht mit dem kleinen Finger«.
- Sie verstellen sich und geben sich anders, als Sie sich fühlen.

So wirkt die 17 im Körper

Schloss 17 ist wichtig für das Nervensystem, zum Beispiel bei Zittern, Nervosität, Angst und für einen besseren Schlaf.

Der Organstrom des Herzens fließt durch Schloss 17. Daher unterstützt es Herz und Kreislauf, bei Ohnmacht und Kollaps und Herzinfarkt.

Es hilft außerdem, wenn der Kopf zu voll ist, bei Kopfschmerzen und bei zu vielen Gedanken.

Genauso wie Schloss 16 am Fuß, liegt Schloss 17 im System der Handreflexzonen im Bereich Eierstöcke und Hoden und hilft diesen daher.

Ansonsten heilt Schloss 17 die Fußknöchel auf der anderen Körperseite, zum Beispiel bei Verstauchungen, es hilft bei Blähungen und dem Dünndarm, denn der Dünndarmstrom fließt auch durch Schloss 17.

Die Nachfolge

Das I-Ging-Symbol der 17 steht dafür, dass das Wilde sich dem Heiteren unterstellt. Sie regen sich gegenseitig an und folgen dem anderen, zum Beispiel im Geprách. Es ist wichtig, einerseits beharrlich zu sein und andererseits schöpferische Pausen zu machen.

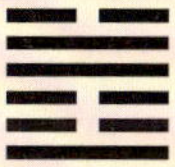

ÜBUNG

DAS SCHLOSS 17 ÖFFNEN

1. Halten Sie beide Schlösser 17 gleichzeitig.
2. Legen Sie die linke Hand auf die linke Schulter (hier sind die Schlösser 3 und 11) und die rechte Hand auf die linke 17
   Für die andere Seite legen Sie die rechte Hand auf die rechte Schulter und die linke Hand auf die rechte 17.

Gut für das Herz

3. Siehe Schloss 16, Übung 3 (Seite 87)

Gut für die Füße

4. Halten Sie die beiden Ringfinger nacheinander.

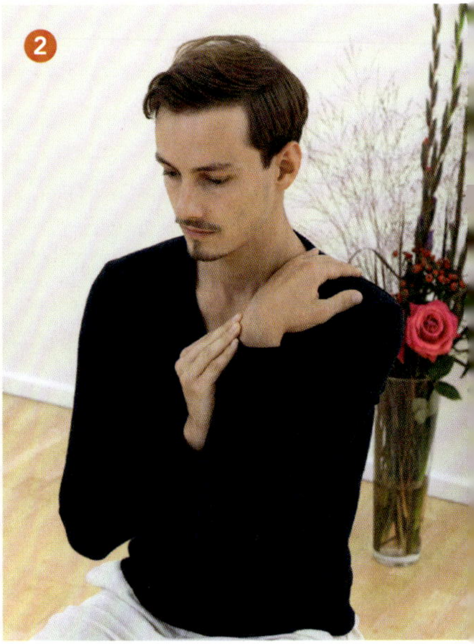

SCHLOSS 18 – DER INNERE PSYCHIATER

In der Handinnenfläche, am Rand des Daumenballens befindet sich Sicherheitsenergieschloss 18.

Ruhiges Denken

Die Aktivität unseres Verstandes wird stark von der 18 beeinflusst. Sie wird daher auch als »der Psychiater« bezeichnet. Es geht bei diesem Schloss darum, mit Ihrem übermäßigen Denken aufzuhören, Ihren Verstand zu beruhigen und nach und nach immer mehr in sich selbst zu ruhen. Dadurch kann sich auch Ihr Körper entspannen. Sie bewegen sich von einem Zustand, in dem sich die Gedanken im Kreis drehen, hin zu entspannten Gedanken ohne Wiederholungen, Planungen und Phantasien. In der TCM liegt bei Schloss 18 der Punkt Pericard 8. Dieser hat den schönen Namen «Palast der Mühen« und ist ein Punkt gegen Stress und psychische Störungen. Bei Schloss 18 geht es vor allem um die Anteile Ihres Verstandes, die agieren und Sie lenken, ohne dass Sie es bewusst steuern. Darum ist auch der Mond dem

Schloss 18 zugeordnet, als Symbol des Unterbewussten.

Die 18 hat die Quersumme 9, welche für das Ende eines alten Zyklus und den Anfang eines neuen steht. Ganz ähnlich verhält es sich auch mit der 18: Diese hilft Ihnen dabei, Gedanken an die Vergangenheit loszulassen und offen zu sein für neue Inspirationen.

Durch die Nähe von Schloss 18 zum Daumen hilft die 18 genauso wie das Halten des Daumens bei Sorgen und Unsicherheit.

Die 18 hat einen starken Bezug zu Schloss 4, am Nacken, welches der Manager des Körpers ist und wie Schloss 18 auch eine Entspannung im Gehirn und damit im Denken bewirken kann. Daher unterstützt Sie die 18 auch dabei, ein Bewusstsein für Ihren Körper zu entwickeln.

Das langsame Bewältigen von Schwierigkeiten

Bei diesem Hexagramm geht es um eine drückende, schwüle Stimmung, bei der Ihr Geist unbeweglich ist und die einen Druck in Ihrem Kopf erzeugt, wie der Wind, der in einer Glocke eingekesselt ist. Dieses Hexagramm heißt auch »Die Arbeit am Verdorbenen«, denn die Schwierigkeiten haben sich schon seit langem angehäuft. Sie können jetzt das Angestaute abtragen, indem Sie es in Ruhe, Schritt für Schritt, anschauen, um es dann in Ordnung zu bringen.

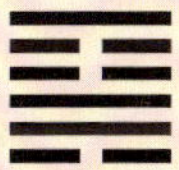

Die 18 im Mangel

Falls folgende Sätze auf Sie zutreffen, sollten Sie sich ganz besonders Ihrem Sicherheitsenergieschloss 18 widmen:

- Sie sind in einem Denken gefangen, das durch Wiederholungen, Phantasien, Theorien, Enge und Sorgen gekennzeichnet ist.
- Das Wahrnehmen und Spüren Ihres Körpers ist eingeschränkt, weil Sie den Schmerz nicht spüren wollen, der dadurch an die Oberfläche kommen würde.
- Sie sind abgehoben.
- Sie denken, dass Sie sich schützen müssen.
- Sie fühlen sich unsicher.

So wirkt die 18 auch im Körper

Schloss 18 unterstützt den Hinterkopf und den Nacken. Wenden Sie es an bei Schlafstörungen durch zu viele Gedanken und Sorgen, besonders beim Einschlafen. Sie können dafür auch, während Sie den Daumen halten, der die Sorgen harmonisiert, mit dem freien Daumen das Schloss 18 an der anderen Hand halten. Die 18 hat die Quersumme 9. Sie wirkt ähnlich wie die 9 und ist damit zuständig für Übergänge, wie zum Beispiel vom Wachsein zum Schlafen. Schloss 18 zu halten hilft, den Verstand zu beruhigen und die Denkfähigkeit zu verbessern. Auch bei Kopfschmerzen, besonders im Hinterkopf, können Sie Schloss 18 halten.

Als Handreflexzone liegt Schloss 18 im Bereich des Darms und hilft daher der Verdauung, der Leber, dem Dickdarm und bei Blähungen.

ÜBUNG

DAS SCHLOSS 18 ÖFFNEN

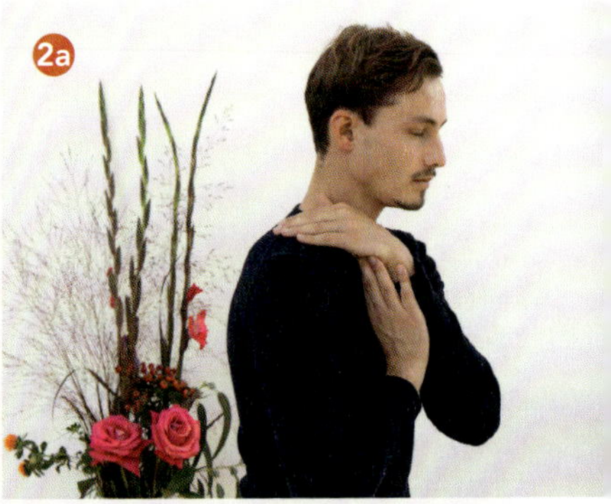

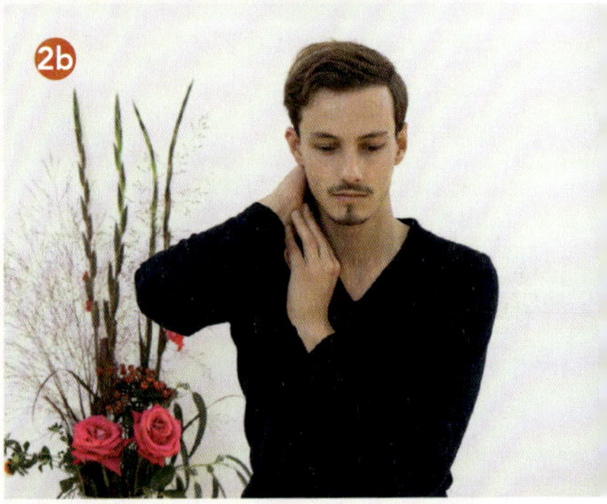

1. Halten Sie die beiden Schlösser 18 gleichzeitig.

2a. Legen Sie die linke Hand auf die rechte Schulter (hier sind die Schlösser 3 und 11) und die rechte Hand auf die linke 18. Für die andere Seite legen Sie die rechte Hand auf die linke Schulter und die linke Hand auf die rechte 18.

Hilft bei Panikzuständen

2b. Legen Sie die rechte Hand auf die linke 4 und die linke Hand auf die rechte 18. Für die andere Seite legen Sie die linke Hand auf die rechte 4 und die rechte Hand auf die linke 18.

Gut für den Kopf und das Gehirn

3. Siehe Schloss 16, Übung 3 (Seite 87)

Gut für die Füße

4. Halten Sie die beiden kleinen Finger nacheinander.

SCHLOSS 19 – NATÜRLICHE AUTORITÄT

Außen am Ellbogen, bei maximal gebeugtem Arm am Ende der Hautfalte des Ellbogens befindet sich Sicherheitsenergieschloss 19.

Selbstbewusstsein entwickeln

Bei Schloss 19 geht es um die Aktivität des Körpers. Die Idee wird mit der 17 erzeugt, mit der 18 gedanklich verdaut und mit der 19 in die Handlung umgesetzt und Sie entwickeln Ihr Selbstbewusstsein. Es hilft Ihnen, wie die Sonne natürliche Autorität auszustrahlen, Ihren eigenen Standpunkt zu finden und damit Verantwortung für sich und andere im richtigen Maß zu übernehmen.

In unserem Körper liegt Schloss 19 auf derselben Höhe wie Schloss 14 und das Sonnengeflecht. Dieses ist auch Ihr drittes Chakra, Ihr Energiezentrum, der Sitz Ihres Willens, über das Sie andere beeinflussen und von anderen beeinflusst werden.

Die dem Schloss 19 zugeordnete Sonne ist ein sehr aktives Symbol für Glanz und Ausstrahlung sowie Fruchtbarkeit und Unfruchtbarkeit, bewirkt Wachstum, kann aber auch die Erde austrocknen. Das zugeordnete Sternzeichen, der Löwe, steht für strahlendes Selbstbewusstsein, nicht umsonst wird er König der Tiere genannt.

Schloss 19 hat die Quersumme 10, die Quersumme daraus ist wiederum die 1 und somit ist Schloss 19 wie alle Schösser mit der Quersumme 1, also 1, 10 und 19 sehr aktiv und hinaus in die Welt gehend. Die 19 hilft Ihnen dabei, Neues zu entdecken, nachdem Sie mit der 18 die alten Gedanken und Vorstellungen loslassen konnten.

Die 19 im Mangel

Falls folgende Sätze auf Sie zutreffen, sollten Sie sich ganz besonders Ihrem Sicherheitsenergieschloss 19 widmen:

- Sie haben Probleme in Bezug auf Autorität.
- Sie gehen in unnötige Rebellion, denn niemand darf Macht über Sie haben.
- Sie wollen alles kontrollieren.
- Sie benutzen Ihren Ellbogen, um sich durchzusetzen.
- Die andere Variante ist, dass Sie zu viel Verantwortung an scheinbare Autoritäten und Spezialisten abgeben.
- Sie hören zu viel auf andere, statt auf Ihre innere Stimme, oder Sie sind zu schüchtern, um Ihre Anliegen und Bedürfnisse mitzuteilen.
- Sie haben Angst davor, etwas Neues zu beginnen.

Das Ankommen

Hier kommt frische und dynamische Energie, so wie die Welle, die das Ufer erreicht. Sie bringen ruhig, offen und freudig unser Anliegen vor. Da es keinen Widerstand gibt, können Sie dieses gut durchsetzen.

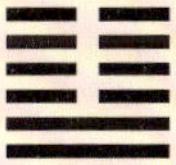

So wirkt Schloss 19 im Körper

Schloss 19 hilft dem Gleichgewicht zwischen den Körperhälften, zum Beispiel, wenn Symptome nur auf einer Seite des Körpers auftreten. Außerdem wirkt es auf Ihre körperliche Fitness und die Arme und hilft so zum Beispiel bei einem Tennisellbogen.

In Ihrem Körper liegt Schloss 19 auf der gleichen Höhe wie Schloss 14 und löst darum Spannung im Zwerchfell, unserem wichtigsten Muskel für die Atmung.

Benutzen Sie Schloss 19 bei der Selbstbehandlung als Ersatz für Schloss 9, da dieses nicht bequem zu erreichen ist.

Die hohe 19

Dieses Schloss ist eine Variante der 19 und liegt eine Handbreit über der 19 in der Mitte des Oberarms.

Die hohe 19 hilft der Atmung, dem Herzen, den Schultern und bei emotionaler Unausgeglichenheit. Benutzen Sie es bei der Selbstbehandlung als Ersatz für Schloss 10, da dieses nicht bequem zu erreichen ist.

ÜBUNG

DAS SCHLOSS 19 ÖFFNEN

2

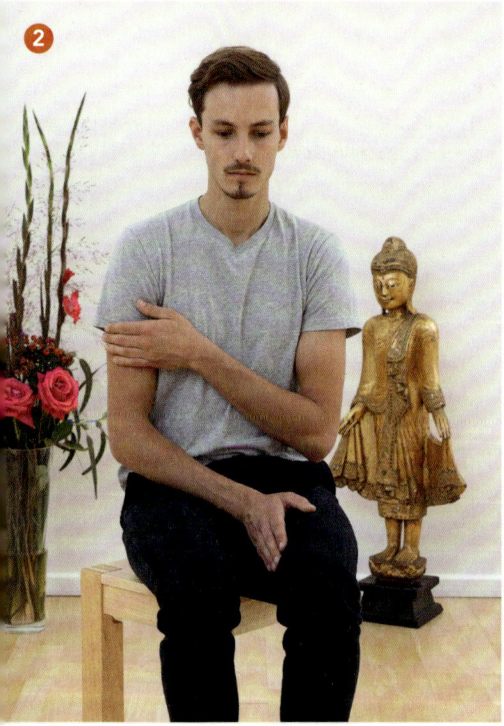

1. Halten Sie die beiden Schlösser 19 gleichzeitig.
2. Legen Sie die linke Hand auf die rechte hohe 19 und die rechte Hand auf die linke hohe 1.
   Für die andere Seite legen Sie die rechte Hand auf die linke hohe 19 und die linke Hand auf die rechte hohe 1.

Gut für die allgemeine Harmonisierung

3. Siehe Schloss 16, Übung 3 (Seite 87)

Gut fur die Füße

4. Halten Sie die beiden Daumen nacheinander.

SCHLOSS 20 – SICH SELBST SEHEN

An der Stirn, zwischen den Stirnhöckern und den Augenbrauen liegt Sicherheitsenergieschloss 20.

Mehr Intuition und Klarheit

Schloss 20 liegt neben dem dritten Auge, unserem sechsten Chakra. Dort ist der Sitz der Intuition und neuer Ideen, der Logik und den gesunden Menschenverstand. Schloss 20 zu halten, hilft Ihrer geistigen Klarheit und Bewusstheit und lehrt Sie, Geschehnisse von einer höheren Warte aus zu betrachten. »Schau nach innen und horche.« Die Stirn ist der Zukunft und der Hinterkopf der Vergangenheit zugeordnet. Schloss 20 unterstützt Sie daher, die Vision für Ihr Leben zu finden.
In der Quersumme ist die 20 eine 2 und hilft dadurch, mit den Gegensätzen gut umzugehen, nicht alles als Gut oder Böse zu sehen.

Die 20 im Mangel

Falls folgende Sätze auf Sie zutreffen, sollten Sie sich ganz besonders Ihrem Sicherheitsenergieschloss 20 widmen:

- Die Gedanken sind eng und festgefahren, Sie bleiben in Ihren alten Einstellungen aus der Vergangenheit hängen und haben keine neuen Ideen und keine Intuition.
- Es bewegt sich nichts in Ihrem Leben.
- Sie sind im Schwarz-Weiß-Denken verhaftet.
- Ihre Persönlichkeit ist nicht ausgereift.
- Sie können sich nicht entscheiden und wissen nicht, wo es langgeht.

Die Betrachtung

Dieses I-Ging-Zeichen zeigt: Durch Aktivität lässt sich nicht viel erreichen. Mit innerer Sammlung, Ruhe und Offenheit bleiben Sie innerlich offen und geistig geschmeidig, ohne etwas erzwingen zu wollen.

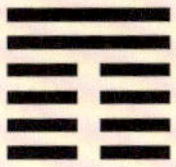

So wirkt die 20 im Körper

Schloss 20 ist zusammen mit 21 und 22 ein Gehirnspezialist. Es hilft dem Denken, der Logik und jeglicher mentalen Aktivität, also z.B. auch, um kreisende Gedanken zu beruhigen.
Das Halten von Schloss 20 unterstützt das Gedächtnis, hilft beim Lernen und Schreiben, ist also zum Beispiel gut bei Legasthenie und Alzheimer.
Strömen Sie Schloss 20 für alle Symptome im Kopf: bei Schmerzen, Spannungen, Reizungen und anderen Erkrankungen der Augen, Gleichgewichtsstörungen, Schwindelgefühlen und Hörproblemen, bei Migräne und Kopfschmerzen, besonders hinter der Stirn und bei Trigeminusneuralgie, den Nervenschmerzen im Gesicht, insbesondere über den Augen.

ÜBUNG

DAS SCHLOSS 20 ÖFFNEN

1. Halten Sie die beiden Schlösser 20 gleichzeitig.
2. Legen Sie die rechte Hand auf die linke 4 und die linke Hand auf die rechte 20.
   Für die andere Seite legen Sie die linke Hand auf die rechte 4 und die rechte Hand auf die linke 20.

Unterstützt bei mentalen Projekten

3a. Legen Sie die linke Hand auf die linke 20 und die rechte Hand auf die rechte 12.
Für die andere Seite legen Sie die rechte Hand auf die rechte 20 und die linke Hand auf die linke 12.

Gut für Gehirn, Betreuerstrom, Gallenblasenstrom

3b. Variante – Das »Stirn-Sandwich«:
Legen Sie eine Hand auf die Stirn, die andere auf den Nacken.

Gut bei Aufregung und um entspannter nachzudenken, wenn Sie zum Beispiel etwas suchen.

4. Halten Sie die beiden kleinen Finger nacheinander.

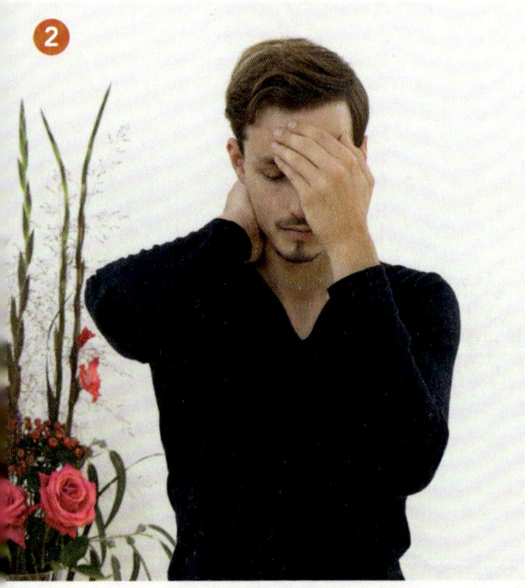

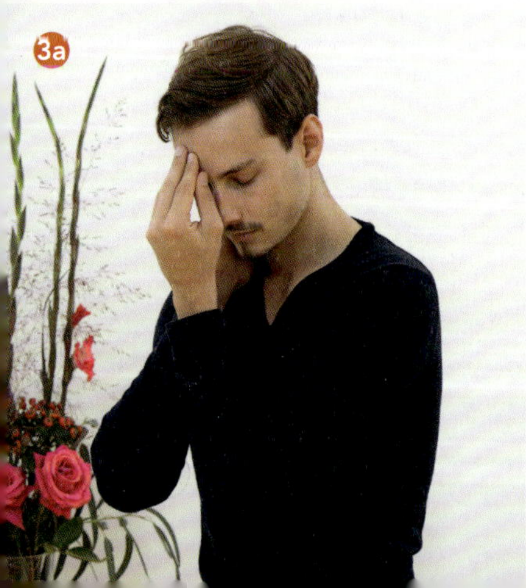

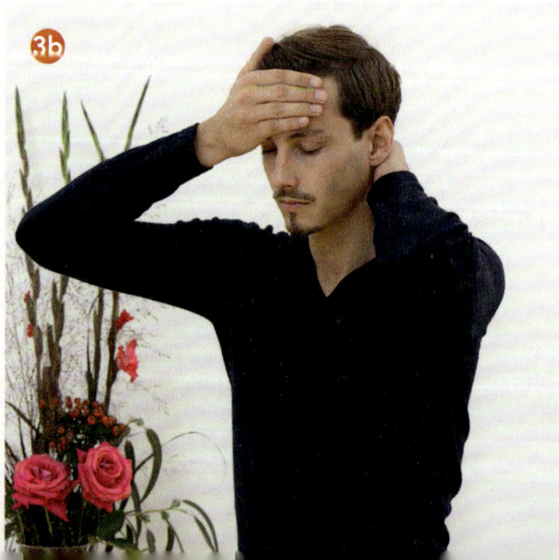

SCHLOSS 21 – VOLLSTÄNDIGE INNERE FREIHEIT

Am unteren Rand des Wangenknochens (Jochbein) befindet sich Ihr Sicherheitsenergieschloss 21.

Vollständige innere Freiheit

Schloss 21 unterstützt Sie dabei, festgefahrene Situationen aufzulösen, indem Sie Ihre alten Vorstellungen und begrenzenden Bilder von sich selbst aufgeben. Dadurch entsteht innere Freiheit, denn Ihre geistigen Krusten weichen auf. Schloss 21 wird daher »Entkommen aus geistiger Gefangenschaft« genannt.
Schloss 21 hilft Ihnen, Probleme in Projekte zu verwandeln, diese dann selbstbewusst und entscheidungsfreudig anzugehen und vollständig Verantwortung für sich zu übernehmen. Es unterstützt Sie dabei, sich vom Joch(bein) Ihrer eigenen Begrenzungen zu befreien und zu lernen, nichts mehr persönlich zu nehmen.
Die 21 ist in der Quersumme eine 3. Die Dreiheit bringt die Gegensätze zusammen und hilft Ihnen damit ins Gleichgewicht zu kommen. Sie stärkt Ihre Unterscheidungskraft. Vom Standpunkt des Dritten können Sie objektiver ansehen, was passiert.

Die 21 im Mangel

Falls folgende Sätze auf Sie zutreffen, sollten Sie sich ganz besonders Ihrem Sicherheitsenergieschloss 21 widmen:

- Sie haben Gedanken, welche sich immer im Kreis drehen, Zwänge, fixe Ideen, Fanatismus und Vorurteile.
- Sie sind träge, faul, mutlos und depressiv.
- Sie können sich nicht konzentrieren.
- Sie geben ungern die Verantwortung ab.

Das Durchbeißen

Bei Schloss 21 und der zugehörenden Grafik geht es um Ihren klaren und impulsiven Geist, der nicht gleich handeln sollte, sondern erst beruhigt wird, indem Sie innehalten, auf die Stimme Ihres Herzens hören und sich um Objektivität bemühen. Dafür ist es gut, Ihre seelischen Blockaden und Angewohnheiten anzuschauen.

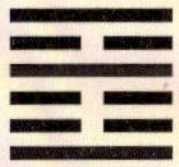

So wirkt die 21 im Körper

So wie Schloss 20, strömen Sie Schloss 21 auch bei mentalen Problemen, bei Trägheit, Depression, Schwere, Müdigkeit und Schlafstörungen. Es fördert Ihre geistige Wachheit und Konzentration. Darum halten Sie sich Schloss 21 bereits ganz unbewusst bei Müdigkeit, indem Sie den Kopf auf der Hand abstützen.
An Schloss 21 beginnt der Magenstrom, der unsere Essgewohnheiten beeinflusst. Mit Schloss 21 regulieren Sie daher ihr Gewicht, helfen bei Ess-Störungen oder strömen es einfach nach dem Essen für eine bessere Verdauung.

Schloss 21 kann außerdem für lokale Projekte im Gesicht, zum Beispiel bei Zahnschmerzen, Zahnfleischentzündungen, Kopfschmerzen, Nerven-Schmerzen, Lähmung der Gesichtsmuskeln und für die Nase und die Nasennebenhöhlen, besonders für die Kieferhöhle gehalten werden.

Pausbacken sind genauso wie eingefallene Wangen ein Zeichen für Schloss 21 in Überfülle oder in Leere.

ÜBUNG

DAS SCHLOSS 21 ÖFFNEN

2a

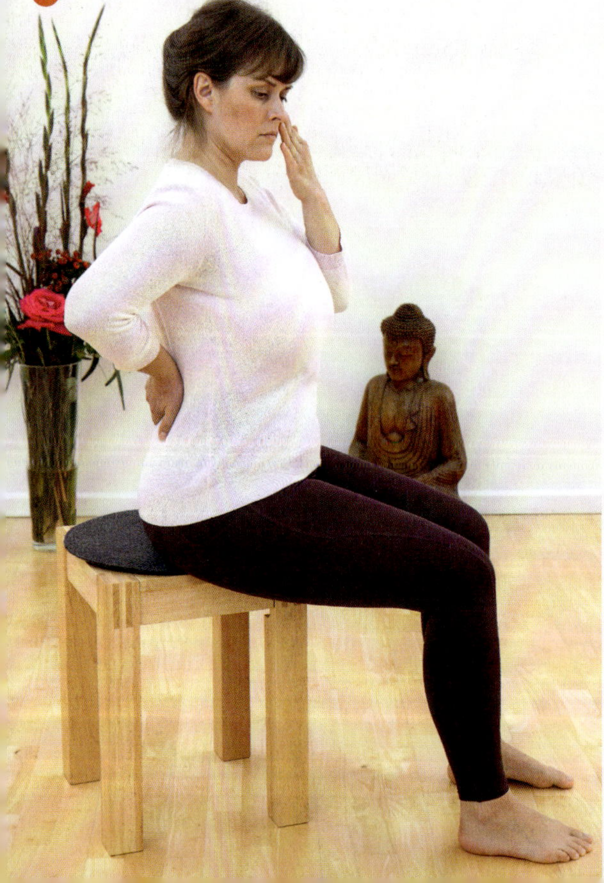

1. Halten Sie die beiden Schlösser 21 gleichzeitig.

2a. Legen Sie die rechte Hand auf die rechte 23 und die linke Hand auf die linke 21.
Für die andere Seite legen Sie die linke Hand auf die linke 23 und die rechte Hand auf die rechte 21.

Hilft bei Süchten, Regulierung des Gewichts

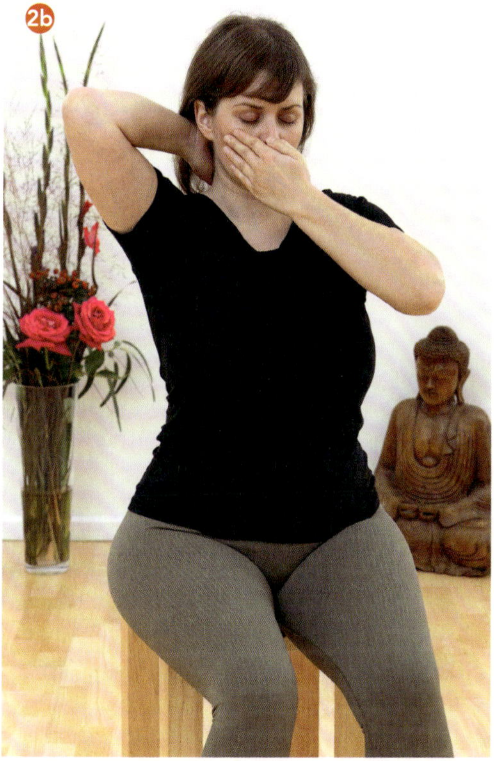

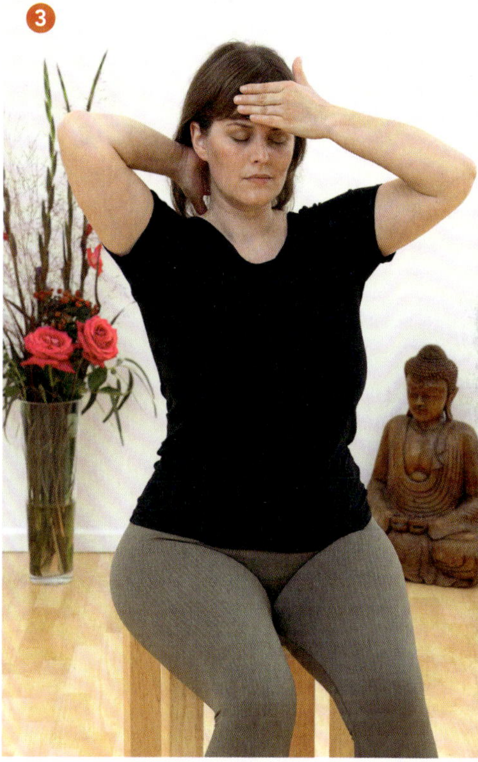

2b. Legen Sie die rechte Hand auf die linke 4 und die linke Hand auf die rechte 21.
Für die andere Seite legen Sie die linke Hand auf die rechte 4 und die rechte Hand auf die linke 21.

Gut für Nasennebenhöhlen, Augen

3. Legen Sie die rechte Hand auf die rechte 12 und die linke Hand zuerst auf die linke 20, danach auf die linke 21.
Für die andere Seite halten Sie die linke Hand auf die rechte 4 und die rechte Hand zuerst auf die rechte 20, dann auf die rechte 21.

Gut für Gehirn, Betreuerstrom, Gallenblasenstrom

4. Halten Sie die beiden Daumen nacheinander.

SCHLOSS 22 – WERKSTATT DER ZUSTIMMUNG

Am inneren, unteren Ende des Schlüsselbeins ist Ihr Sicherheitsenergieschloss 22.

Werden Sie glücklich und zufrieden

Beim Akzeptieren hilft Ihnen Schloss 22. Auch wenn es Veränderungen im Leben gibt, können Sie diese mit der 22 besser bewältigen, denn das Halten von Schloss 22 hebt Ihre Begrenzungen auf. Sie lernen, auf Ihr Herz zu hören und beweglich im Fluss des Lebens zu bleiben. Dort, wo Schloss 22 ist, liegt in der TCM der Punkt Niere 27. Er hat den wunderbaren Namen »Werkstatt der Zustimmung«. Das bedeutet, dass das Akzeptieren oftmals nicht sofort geschieht, sondern zunächst etwas Arbeit und Aufmerksamkeit von Ihnen braucht.

Die beste Übung für eine offene 22 ist es, sich der eigenen Neigung zu Beschwerden und Kritik bewusst zu werden und diese aufzugeben. Schloss 22 hilft Ihnen zu sehen, ob das, was Sie machen, authentisch ist, sich richtig für Sie anfühlt und auch eine gute Wirkung auf andere hat.

Ist die 22 offen, können Sie alles durch sich hindurchfließen lassen, ohne an etwas zu haften. Die 22 wird daher auch »der Vermittler« oder »der Bahnhof« genannt: Menschen kommen an, begegnen sich, wechseln die Züge und fahren wieder ab.

Mit der 22 sind Sie nun frei für Neues, denn mit der 20 haben Sie Ihre Last erkannt, mit der 21 haben Sie sie losgelassen.

Als Quersumme hat die 22 die 4, die Zahl der Materie. Zum einen hilft Ihnen daher die 22, Ihre irdischen Aufgaben anzunehmen, zum anderen ist Sie auch Ihr Fenster zum Geistigen.

Warum Leiden?

Die Haupt-Ursache für Leiden ist oftmals die Neigung, bestimmte Bereiche des Lebens abzulehnen oder im Widerstand dagegen zu sein, zum Beispiel gegen das Wetter oder den Partner. Wenn Sie leiden, fragen Sie sich einmal, was genau Ihr Widerstand ist. Wenn Sie diesen gefunden haben, fragen Sie sich: Kann ich die Situation verändern? Oft ist das nicht möglich, das Wetter können Sie nicht beeinflussen.

Es folgt die Frage: Möchte oder kann ich die Situation verlassen? Oft geht auch das nicht, zum Beispiel kann man die eigenen Kinder nie wirklich verlassen, selbst wenn man auf die andere Seite der Erde zieht. In dem Fall bleibt nur Akzeptanz als dritte Möglichkeit übrig. Akzeptieren Sie die Situation, aber auch Ihren Widerstand dagegen.

Die 22 im Mangel

Falls folgende Sätze auf Sie zutreffen, sollten Sie sich ganz besonders Ihrem Sicherheitsenergieschloss 22 widmen:

- Da Sie Angst haben, können Sie nicht annehmen, was Ihnen vom Leben gegeben wird.

- Sie sind in ständigem Widerstand, in Abneigung und Verlangen.
- Durch diese geistige Starrheit ist Ihr Leben voller festgefahrener Situationen.
- Sie wollen zwanghaft immer anders sein und nörgeln häufig.
- Sie haben Angst vor dem Leben, fühlen sich gehemmt und folgen deswegen nur noch der gesellschaftlichen Norm, statt Ihre eigene Vision zu sehen und dieser zu folgen.
- Sie machen nicht das, was für Sie gut ist.
- Aus Ihrer Angst heraus können Sie nur schwer auf andere zugehen.

Nie mehr müde

Eine schöne Übung gibt es in der Kinesiologie. Wenden Sie diese an, wenn Sie müde und erschöpft sind: Mit den Daumen und dem Zeigefinger einer Hand beide 22 zusammen reiben, die andere Hand dabei auf den Nabel legen. Dann die Hände wechseln und die Übung wiederholen.

So wirkt die 22 im Körper

Auch körperlich hilft Schloss 22 Ihnen, sich an Ihre Lebenssituationen anzupassen, zum Beispiel bei Änderungen des Wetters und der Jahreszeit, bei Wetterfühligkeit und auf Fernreisen. Wenn Sie unter Anspannung, Nervosität, Ohnmachtsgefühlen und Angst leiden, zum Beispiel vor dem Fliegen oder in engen Räumen, löst Schloss 22 die Enge in der Brust. Wenn Schloss 22 offen ist, lindern sich Süchte und Allergien, denn beides kann man auch als »sich nicht an die Welt anpassen« ansehen.

Ein offenes Schloss 22 lässt überschüssige Energie im Kopf nach unten fließen und ist damit die beste Prophylaxe für Schlaganfälle.

Die Schilddrüse liegt an Schloss 22. Diese ist Ihr Rhythmus-Organ: Sie hilft, sich an die Rhythmen des Lebens anzupassen. Die Nebenschilddrüse reguliert außerdem den Calcium-Haushalt. Wenden Sie Schloss 22 daher auch besonders in den Wechseljahren, bei Osteoporose und Hitzewallungen an. Um die Schilddrüse zu unterstützen, können sie Schloss 22 auch etwas höher, über dem Schlüsselbein halten.

Die Anmut

Bei diesem Symbol der 22 geht es um Schönheit und Würde. Sie achten darauf, dass Ihre persönliche Entwicklung wichtiger ist als Ihr Aussehen. Sie strahlen innerlich und folgen der Stimme Ihres Herzens. Sie bleiben authentisch und leben Ihre eigene natürliche Schönheit, ohne eine Maske zu benötigen.

䷕

ÜBUNG

DAS SCHLOSS 22 ÖFFNEN

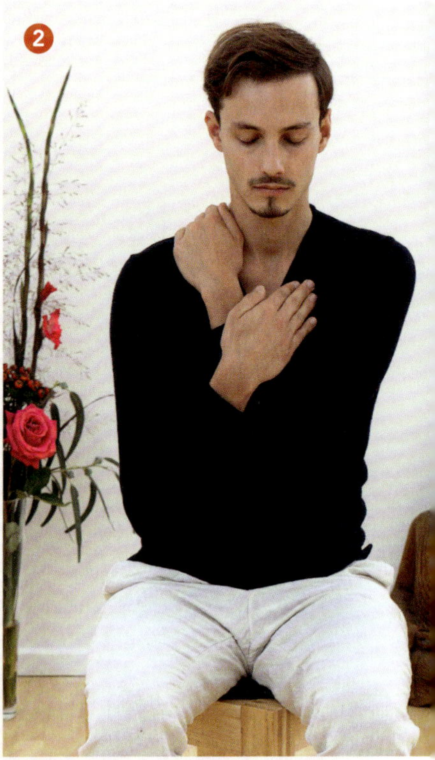

1. Halten Sie die beiden Schlösser 22 gleichzeitig.
2. Legen Sie die rechte Hand auf die linke 22 und die linke Hand auf die rechte 11. Für die andere Seite legen Sie die linke Hand auf die rechte 22 und die rechte Hand auf die linke 11.

Gut für den Schultergürtel

3. Legen Sie die linke Hand zuerst auf die linke 20, danach auf die linke 21, dann auf die linke 22 und die rechte Hand auf die rechte 12.
   Für die andere Seite legen Sie die rechte Hand zuerst auf die rechte 20, dann auf die rechte 21, anschließend auf die rechte 22 und die linke Hand auf die linke 12.

Gut für Gehirn, Betreuerstrom, Gallenblasenstrom

4. Halten Sie die beiden Zeigefinger nacheinander.

SCHLOSS 23 – IM FLUSS SEIN UND REGENERIEREN

Sicherheitsenergieschloss 23 liegt unterhalb der letzten Rippe, auf dem Muskel neben der Wirbelsäule, auf der Höhe der Nieren.

Wenn Ihnen etwas an die Nieren geht

Schloss 23 hilft Ihnen, Ihre Fähigkeiten zu entdecken und Sie zu leben. Die 23 steht für körperliche Agilität statt Erschöpfung und ist der Wächter des menschlichen Schicksals. Die 23

Erbenergie

In den Nieren sitzt in der TCM die Erbenergie, auch Erb-Qi oder vorgeburtliche Energie genannt, also das Energiereservoir, welches Sie von Ihren Eltern im Moment der Zeugung mitbekommen haben und das Sie während Ihrer Lebenszeit verbrauchen. Im Westen würde es Konstitution heißen. Das ist ähnlich wie bei einem Bankkonto. Haben Sie viel Geld geerbt, hält es länger.

Mit viel Erb-Qi leben Sie länger und bleiben bis ins hohe Alter gesund. Die Taoisten in China waren Meister im langen Leben. Indem sie durch eine ausgeglichene und natürliche Lebensweise ihr Erb-Qi kaum verbraucht haben und durch gute Atmung, gutes Essen und durch Meditation viel Qi aufgenommen haben, konnten sie ihr Leben verlängern und dabei gesund bleiben. Geschwächt wird das Erb-Qi unter anderem durch Drogen, zu wenig Schlaf und unregelmäßiges Leben, zum Beispiel durch ständig wechselnde Arbeitsschichten.

wird daher auch »Hausmeister«, »Kapitän« oder »Energietank« genannt.

Das Halten der 23 hilft Ihnen, klar zu denken und geduldiger zu sein. Sie lernen, Ihr Leben in die Hand zu nehmen. Sie allein sind verantwortlich für alle Ihre Gedanken und dafür, was Sie durch Ihre Gedanken erschaffen. Leben Sie oder werden Sie gelebt?

Schloss 23 liegt genau auf den Nieren. Als einziges Schloss ist es dem Wasserelement zugeordnet, zu dem die Nieren und die Blase gehören. Das Wasserelement ist den letzten Jahren des Lebens und dem Tod zugeordnet. Wie ist Ihre Einstellung zum Älterwerden? Ich sage manchmal, ich möchte mindestens 108 Jahre alt werden. Viele Menschen reagieren darauf negativ, da sie das Altern nur mit Siechtum in Verbindung bringen und nicht mit Reife und Innenschau.

Die 23 hat einen Bezug zu Ihrem Erb-Qi, Ihrer Vergangenheit und Ihren Ahnen. Sie liegt am Rücken, der für Unbewusstheit und Vergangenheit steht.

Wenn Ihnen etwas an die Nieren geht, heißt das, dass es sehr tief gegangen ist, meist geht es dabei um Angst und Themen aus der Vergangenheit. Durch Angst wird die Niere geschwächt, diese Angst kann durch Liebe und Vertrauen gemildert werden, was sich dann auch positiv auf die Niere auswirkt.

Die 23 hilft Ihnen auszuruhen, sich wieder zu regenerieren und vital zu werden, wenn das Schicksal zugeschlagen hat, Sie schwer krank sind oder waren. Sie hilft Ihnen auch, emotional geschmeidig zu sein und darauf zu vertrauen, dass das Leben für Sie sorgt.

Der Fluss aller Körperflüssigkeiten wird durch die 23 unterstützt.

Die 23 im Mangel

Falls folgende Sätze auf Sie zutreffen, sollten Sie sich ganz besonders Ihrem Sicherheitsenergieschloss 23 widmen:

- Sie haben gern die Kontrolle, sind perfektionistisch, hartnäckig, arrogant.
- Sie sind oft kritiksüchtig, trotzig, haben Temperamentsausbrüche, sind ungeduldig und nervös.
- Sie sind manchmal panisch, unsicher, schüchtern und schämen sich schnell.
- Sie haben Schuldgefühle, sind frustriert oder verlieren schnell den Mut.
- Sie fühlen sich als Opfer.

Die 23 ist das wichtigste Schloss bei Angst. Die Nebennieren produzieren Adrenalin und Noradrenalin, zuständig für »Kämpfen oder Fliehen«, dadurch entstehen auch die oben genannten Eigenschaften.

Eine schwache 23 bzw. Nierenenergie kann außerdem zusammenhängen mit Süchten, zum Beispiel Essstörungen oder Drogenabhängigkeit.

Das Ende eines Weges

Dieses Symbol sagt: Gönnen Sie sich eine Phase der Erholung, nachdem Sie die Dinge gelassen und ohne Zwang zum Abschluss gebracht haben. Denn wenn Sie Ihre Kräfte ausbeuten, führt das zur Kraftlosigkeit. Sie versuchen das erst noch zu kompensieren, indem Sie sich aufputschen, zum Beispiel mit Kaffee und Drogen. Aber irgendwann bricht Ihr Körper zusammen, und es bleibt Ihnen nichts anderes übrig, als sich zu regenerieren. Sie sind wie ein Feld, welches sich auf die Ruhephase des Winters vorbereitet, bevor es mit der 24 wieder neu gesät wird.

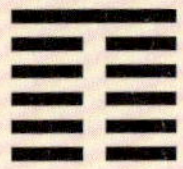

So wirkt die 23 im Körper

Schloss 23 liegt auf der Höhe der Nieren. Pro Tag durchfließen beim erwachsenen Menschen etwa 1800 Liter Blut die Nieren und werden dort gereinigt, eine gewaltige Leistung. Dabei entgiften die Nieren Ihren Körper und entsäuern so das Gewebe, unterstützen daher bei Belastungen durch Medikamente oder bei Chemotherapie.

In der TCM gibt es eine starke Verbindung zwischen den Nieren und den Ohren (beide haben eine ähnliche Form). Also wird das Strömen von Schloss 23 auch ihrem Hören und ihrem Gleichgewichtssinn, der in Ihren Ohren verortet ist, helfen.

In der TCM regulieren die Nieren auch die sexuelle Energie. Außerdem ist in der TCM zu jedem der 5 Elemente ein sogenannter Klimafaktor zugeordnet, welcher die dazugehörigen Organe schwächt. Diese sind Kälte, Hitze, Trockenheit, Nässe und Wind. Dem Wasserelement mit seinen Organen Niere und Blase ist die Kälte zugeordnet. Die Nieren sind als einziges Bauchorgan nicht vom Bauchfell umgeben und daher empfindlich für äußere Einflüsse und besonders empfindlich für Kälte. Darum ist Schloss 23 so hilfreich für die Sexualorgane und wenn Sie leicht frieren und unter kalten Füßen leiden.

Die Nebennierenrinde produziert Adrenalin, daher ist Schloss 23 eine gute Hilfe bei Stress oder Hyperaktivität.
Durch den starken Bezug der Nieren zum Blut unterstützt Schloss 23 alles, was in Ihrem Körper fließt, Herz und Kreislauf, zum Beispiel bei Bluterkrankungen, Diabetes und zur Regulierung des Blutdrucks, bei Erkrankung der Lymphgefäße und Lymphstau.

Schloss 23 stärkt das Immunsystem und kann bei allen schweren Erkrankungen angewandt werden, zum Beispiel bei Autoimmunerkrankungen, Krebs, aber auch bei Infektionen wie Herpes oder Borreliose.
Besonders gut ist das Strömen von Schloss 23 zur Regeneration nach Erkrankungen.

ÜBUNG

DAS SCHLOSS 23 ÖFFNEN

1. Halten Sie die beiden Schlösser 23 gleichzeitig.
2. Legen Sie die rechte Hand auf die rechte 23 und die linke Hand auf die linke 21.
   Für die andere Seite legen Sie die linke Hand auf die linke 23 und die rechte Hand auf die rechte 21.

Hilft bei Süchten

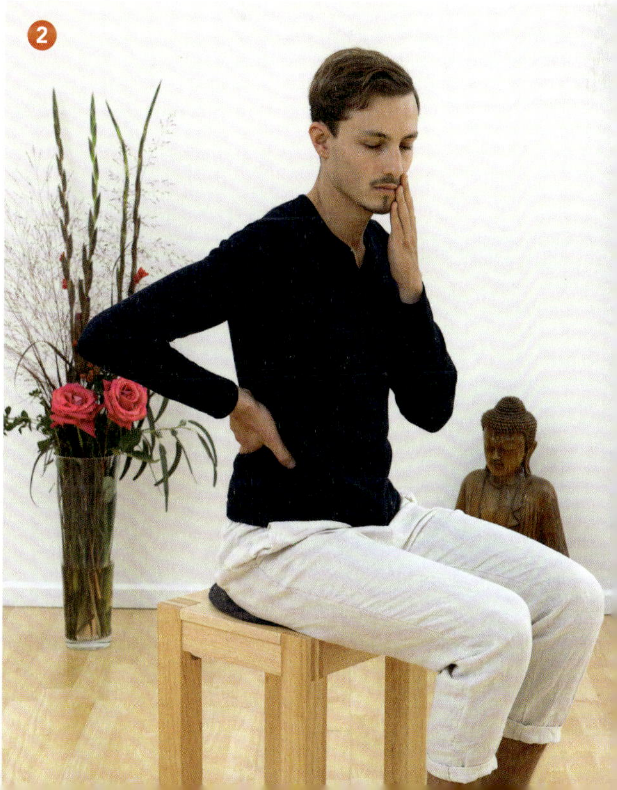

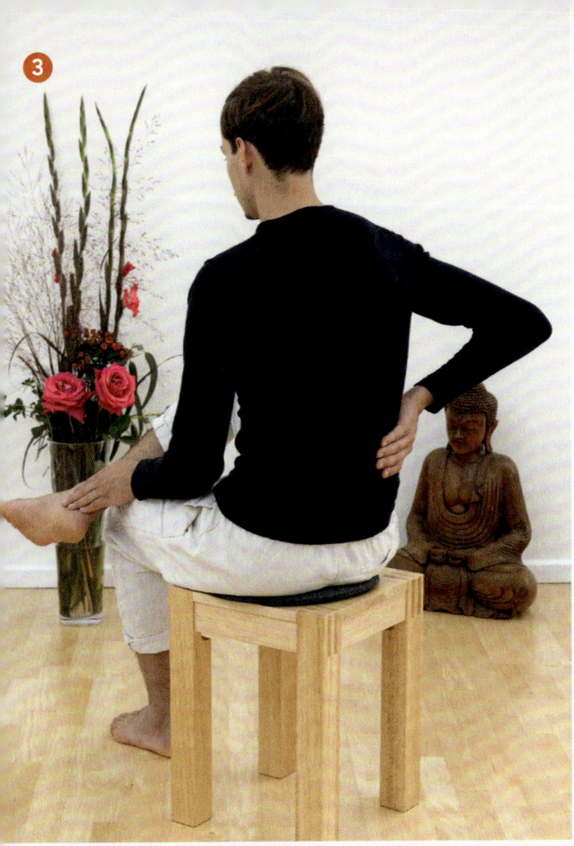

3. Legen Sie sie linke Hand auf die rechte 5 und die rechte Hand auf die rechte 23.
   Variante: Legen Sie sie linke Hand auf die rechte 5 und die rechte Hand auf die rechte 25, dann wechseln Sie mit der rechten Hand zur rechten 2 und dann erst zur rechten 23.
   Für die andere Seite legen Sie die rechte Hand auf die linke 5 und die linke Hand zuerst auf die linke 25, dann wechseln zur linken 2, anschließend zur linken 23.

Gut für Becken und Beine

4. Halten Sie die beiden kleinen Finger nacheinander.

SCHLOSS 24 – IN FRIEDEN KOMMEN

Oben auf dem Spann des Fußes, Richtung Außenrand befindet sich Ihr Sicherheitsenergieschloss Nummer 24.

Harmonisierung von Chaos durch klares Denken

Schloss 24 hilft Ihnen, Ihre Lebensbereiche, bei denen Durcheinander und Unklarheit im Inneren oder im Äußeren herrschen, zu harmonisieren. Das Halten der 24 beruhigt und bringt Sie »zurück auf den Teppich«, indem Sie besser verstehen, was wirklich los ist, es weniger persönlich nehmen und lernen, genauer zu kommunizieren. Die 24 wird auch »der Friedensstifter« genannt.

Die 24 hilft Ihnen, klar zu denken, Entscheidungen zu treffen und diese dann auch strukturiert umzusetzen.

Die 24 hat die 6 als Quersumme, welche der Unterscheidungsfähigkeit und dem Verständnis, dem Gleichgewicht und der Erdung dient.

ÜBUNG

DAS SCHLOSS 24 ÖFFNEN

1. Halten Sie die beiden Schlösser 24 gleichzeitig. Das geht im Schneider- oder im Fersensitz, falls möglich, ansonsten eine der folgenden Varianten wählen:

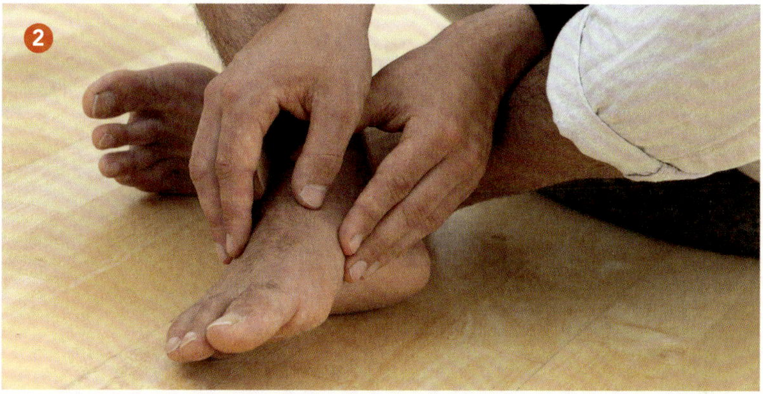

2. Legen Sie die linke Hand auf die rechte 6 und die rechte Hand auf die rechte 24.
   Für die andere Seite legen Sie die rechte Hand auf die linke 6 und die linke Hand auf die linke 24.

Gut für die Füße, die Taillen-Ebene

3. Legen Sie die linke Hand auf die rechte 26 und die rechte Hand auf die linke 24.
   Für die andere Seite legen Sie die rechte Hand auf die linke 26 und die linke Hand auf die rechte 24.

Gut um den Geist zu entspannen

4. Halten Sie die beiden kleinen Finger nacheinander.

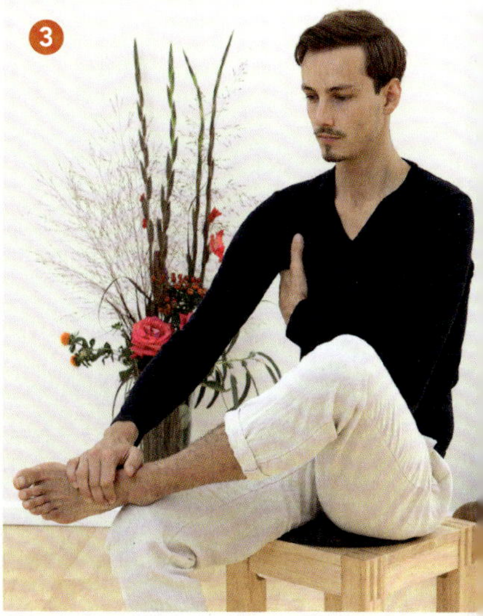

Die 24 im Mangel

Falls folgende Sätze auf Sie zutreffen, sollten Sie sich ganz besonders Ihrem Sicherheitsenergieschloss 24 widmen:

- Sie kommen nicht zur Ruhe und sind in Ihrem ständigen Drama der Emotionen gefangen, welches sich als Aufgeregtheit, Eifersucht, Rachsucht, Wut und Dickköpfigkeit zeigen kann.
- Alles was passiert, beziehen Sie auf sich und nehmen es persönlich.
- Ihre Taten und Gedanken sind oftmals chaotisch, Sie sind verwirrt und zerstreut.
- Sie bekommen die 24 Stunden des Tages nicht gut geregelt, Zeitplanung fällt Ihnen schwer.

So wirkt die 24 im Körper

Schloss 24 wenden Sie an, um Ihren Körper ins Gleichgewicht zu bringen, bei unregelmäßigem und aufgeregtem Puls und bei innerlichem oder äußerlichem Zittern. Auch bei Kopfschmerzen, besonders Migräne, ist dieses Schloss hilfreich, ebenso bei kalten Füßen.

In der TCM liegt dort, wo sich Schloss 24 befindet, der Punkt Gallenblase 41. Sein wunderschöner Name ist: »Am Fuß den Tränen nahe«. Er wird bei Angst und Depressionen angewandt.

Auch bei den Fußreflexzonen liegt am rechten Fuß an Schloss 24 die Zone für die Gallenblase. Also strömen Sie Schloss 24 bei Gallensteinen und Problemen mit der Fettverdauung, die die Gallenflüssigkeit unterstützt.

Sind die Zehen hochgezogen, kann das die Anspannungen in Schloss 24 anzeigen.

Der neue Anfang

Nachdem Sie sich bei der 23 ausgeruht haben, geriet langsam alles wieder in Fluss, wie im beginnenden Frühling. Die Saat ist schon gesät, aber es ist noch nichts zu sehen. Darum gehen Sie behutsam vor. Sie bereiten sich auf etwas Neues vor, machen aber noch nicht viel.

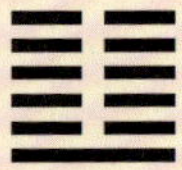

SCHLOSS 25 – WACHSAMKEIT UND KLARER GEIST

Schloss 25 befindet sich auf dem Sitzbeinhöcker. Setzen Sie sich auf Ihre Finger, um Schloss 25 zu halten

In der Ruhe liegt die Kraft

Schloss 25 erneuert still. Es hilft Ihnen, sich gut zu erden, wach und ruhig zu sein, mit einem ganz klaren Geist. Diese Ruhe verhilft Ihnen zu mehr Energie, um aktiv und unternehmenslustig zu sein.

Gut ist es, die 25 beim Lernen zu halten, denn Sie hilft der Konzentration, der hellwachen Aufmerksamkeit und dem konstruktiven Denken. Sie verhilft Ihnen zu einem klaren Kopf, wodurch Sie sich ausrichten und Ihre Willenskraft gut einsetzen können.

Die 25 im Mangel

Falls folgende Sätze auf Sie zutreffen, sollten Sie sich ganz besonders Ihrem Schloss 25 widmen:

- Sie sind müde und dabei unruhig, nervös und neigen zu Hyperaktivität.
- Sie wissen nicht wohin mit Ihrer Energie und handeln impulsiv und chaotisch oder versuchen, sich als Kompensation ständig selbst zu kontrollieren.
- Auch Ihr Denken ist chaotisch, Sie können sich schlecht konzentrieren und wissen nicht, was Sie wollen.
- Sie fühlen sich nicht präsent und geerdet.

Das spontane Handeln

Bei dieser, zur 25 gehörenden Grafik geht es darum, ein Gleichgewicht zwischen Spontaneität und Selbstkontrolle herzustellen. Sie lernen bewusst spontan und nicht unbewusst impulsiv zu sein.

Sind Sie zu impulsiv, kann es zu Problemen kommen. Lassen Sie Ihre Spontanität nicht zu, explodieren Sie irgendwann wie ein Vulkan.

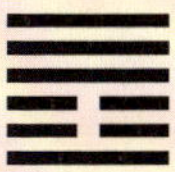

Einfach auf die Hände setzen

Unsere Familie fuhr in meiner Kindheit im Urlaub immer von Berlin nach Österreich auf einen Bauernhof. Eine schrecklich lange Strecke für ein Kind. Wenn ich nicht mehr sitzen konnte, habe ich mich auf meine Hände gesetzt, so konnte ich das Sitzen länger aushalten.

So wirkt die 25 im Körper

Schloss 25 hat mit Schloss 23 einen gemeinsamen Strom. Beide Schlösser helfen der Regeneration des Körpers. Ein Name für Schloss 25 ist »Sport für Faule«: Sie können es nutzen, wenn Sie keine Gelegenheit haben sich zu bewegen, oder auch zur Entspannung, nach dem Sport, um die Muskulatur zu kräftigen, oder bei Muskelkater.

Beide Schlösser helfen den Körper zu entgiften und bei allen Projekten des Blutes, zum Beispiel bei zu hohem oder zu niedrigem Blutdruck, denn beide stärken Niere und Blase.

Schloss 25 liegt am Beckenboden. Dort vereinigen sich zwei Äste des Blasenstroms und dadurch kann es dort leicht zu Stauungen kommen, was zum Beispiel Durchfall und Verstopfung, müde und schwere Beine oder Ischias-Schmerzen zur Folge haben kann. Schloss 25 stärkt die Harnblase und die untere Wirbelsäule, wirkt aber auch am Rücken hoch bis in das Gehirn.

ÜBUNG

DAS SCHLOSS 25 ÖFFNEN

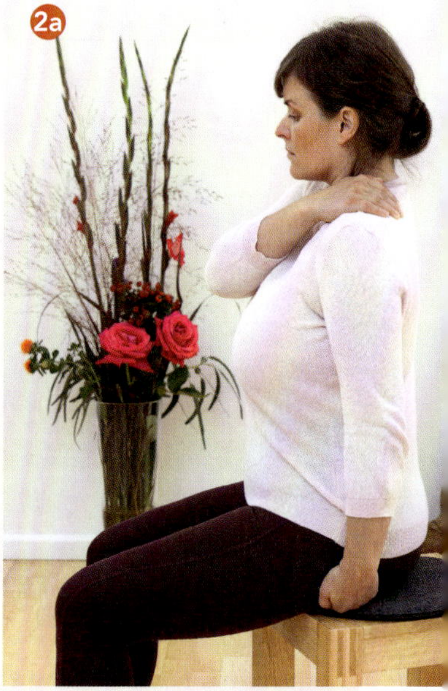

1. Halten Sie die beiden Schlösser 25 gleichzeitig, indem Sie sich mit den Sitzbeinhöckern auf die Fingerspitzen setzen. Bitte benutzen Sie dabei ein Sitzkissen, um Ihre Hände zu schonen.

2a. Legen Sie die rechte Hand auf die linke 11 und die linke Hand auf die linke 25.
Für die andere Seite legen Sie die linke Hand auf die rechte 11 und die rechte Hand auf die rechte 25.

Wirkung: Energie kann frei an der Körper-Rückseite aufsteigen

2b. Legen Sie die linke Hand auf die linke 15 und die rechte Hand auf die rechte 25.
Für die andere Seite legen Sie die rechte Hand auf die rechte 15 und die linke Hand auf die linke 25.

Gut für Blase, Becken und Hüfte

3. Siehe Schloss 23, Übung 3 (Seite 102)

Gut für Becken und Beine

4. Halten Sie die zwei Mittelfinger nacheinander.

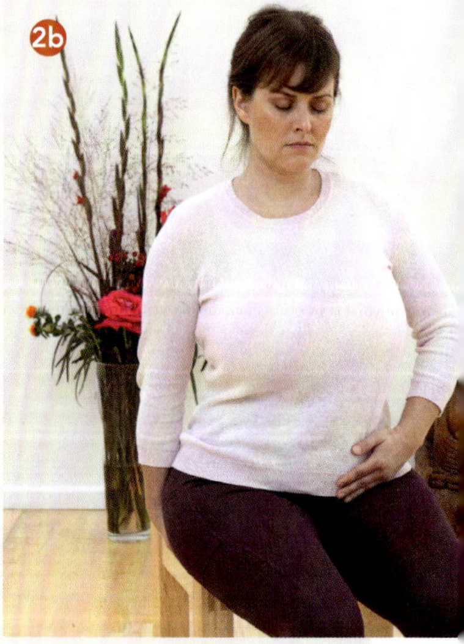

Tipp: Wenn Sie jemand anderen strömen und der Behandelte auf dem Rücken liegt, sind die Sitzbeinhöcker gut zu finden, indem die Beine kurz aufgestellt werden.
Auch wenn Sie im Fersensitz sitzen, strömen Sie die 25, weil Ihre Fersen die Fünfundzwanzig berühren.

SCHLOSS 26 – DIE HERRLICHKEIT DES GRENZENLOSEN LEBENS

Am äußeren Rand des Schulterblattes, am hinteren Rand der Achselhöhle befindet sich Sicherheitsenergieschloss 26.

Zurück in die Einheit und dann kreativ handeln

Hier beginnt sich der Zyklus der 26 Schlösser allmählich wieder aufzulösen, denn die Energie fließt nach Schloss 26 wieder in den Hauptzentralstrom zurück.

Schloss 26 ist der »Direktor«, es ist alles was war, ist und sein wird, es gibt Ihnen Entspannung, inneren Frieden und Harmonie. Sie lernen, präsent im Jetzt zu bleiben und kommen bei sich zu Hause an.

Schloss 26 ist, wie auch schon die beiden anderen Schlösser mit der Quersumme 8, die Schlösser 8 und 17, gut für die Meditation. Ich beginne daher meinen Jin-Shin-Jyutsu-Unterricht meist damit, dass ich alle Teilnehmer für einige Minuten Schloss 26 halten lasse, damit Sie gut ankommen und sich nach den Aufregungen der Anreise entspannen können.

Die kreative Energie fließt dabei aus dem Hals in die Arme, in die Hände und von da hinaus in die Welt. Um Dinge zu erschaffen, müssen Sie Ihre Ideen in die Handlung bringen. Indem Sie die 26 halten, bringen Sie Ihre Energie und Ihre Ideen hinaus in die Welt. Dabei hilft Ihnen die Verbindung der 26 zum Hauptzentralstrom, der wie Ihre Blaupause und Ihre Quelle ist.

Die Sammlung göttlicher Macht

Sie sammeln Ihre innere Kraft, um Sie anwachsen zu lassen. Dadurch können Sie Ihr Potenzial entschlossen und in Übereinstimmung mit den göttlichen Gesetzen nutzen. Sie agieren nicht wie ein wilder Hengst, sondern lassen sich zähmen und setzen dann gezielt Ihre Kräfte ein.

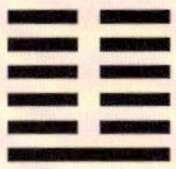

Die 26 im Mangel

Falls folgender Satz auf Sie zutrifft, sollten Sie sich ganz besonders Ihrem Schloss 26 widmen:

- Ihre Lebensenergie ist nicht im Fluss, was sich auf unterschiedliche Weise ausdrücken kann, zum Beispiel als Depression, Dickköpfigkeit und Stress.

So wirkt Schloss 26 im Körper

Am Schloss 26 liegen die Achsel-Lymphknoten, daher ist es hilfreich für den Lymphfluss, bei Leukämie und nach einer Entfernung oder bei einer Schwellung der Lymphknoten.

Zusammen mit Schloss 24 gehalten, beruhigt es den Körper, zum Beispiel bei Zittern.

Helfen Sie ihren Schultern und Armen, zum Beispiel bei einem Schulter-Arm-Syndrom, bei einem Golfer-Ellbogen, Lähmung und Taubheit, besonders des 4. und 5. Fingers, bei einem Carpaltunnelsyndrom und einer Sehnenscheidenentzündung.

ÜBUNG

DAS SCHLOSS 26 ÖFFNEN

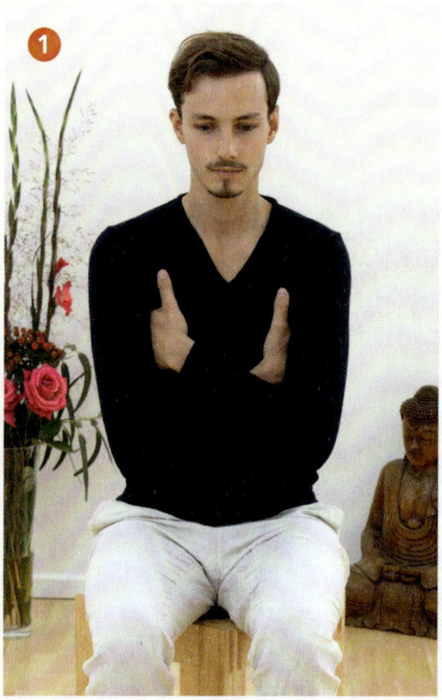

1. Halten Sie die beiden Schlösser 26 gleichzeitig. Schenken Sie sich diese große Selbst-Umarmung: Legen Sie dafür beide Hände in die Achselhöhlen der jeweils anderen Seite. Wenn Sie bei der großen Umarmung die Schultern entspannen, werden die Finger nicht mehr ganz auf der 26 liegen, das macht aber nichts.
   Für eine tägliche Meditation: nehmen Sie, während Sie sich selbst umarmen, 36 bewusste Atemzüge, versuchen Sie sich dabei zu entspannen, die Schultern fallen zu lassen und den Atem zu beobachten, ohne Ihn zu beeinflussen.

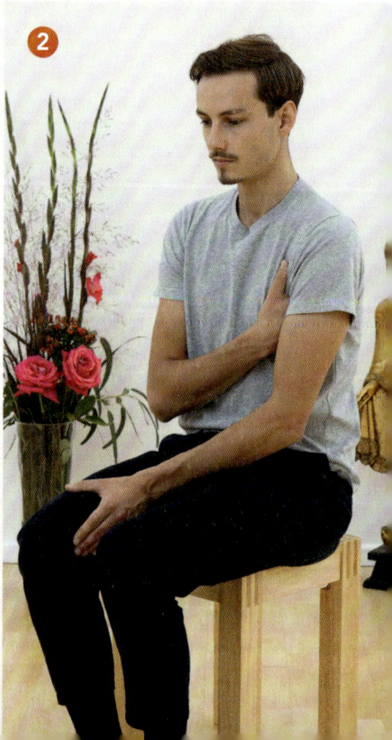

2. Legen Sie die rechte Hand auf die linke 26 und die linke Hand auf die rechte 1.
   Für die andere Seite: linke Hand auf rechte 26 und rechte Hand auf linke 1.

Allgemeine Harmonisierung, ich halte das erste und das letzte Schloss gemeinsam.

3. Siehe Schloss 24, Übung 3 (Seite 103)

Hilft den Geist entspannen

4. Halten Sie die beiden Handinnenflächen zusammen oder falten Sie die Hände.

Die Energie der Organströme nutzen

12 ORGANSTRÖME – 12 QUALITÄTEN

Die Traditionelle Chinesische Medizin basiert auf den 12 Meridianen, denn darauf liegen die wichtigsten Akupunktur-Punkte. Jiro Murai hat sich in seiner Erforschung des Jin Shin Jyutsu nicht auf diese traditionellen Quellen verlassen, sondern an sich selbst und an anderen erforscht, wo genau diese Energiebahnen im Körper entlanglaufen. Das Ergebnis war, dass der Verlauf der Energiebahnen zum Teil ähnlich war, wie die traditionelle Beschreibung, zum Teil aber auch abweichend davon. Daher werden die Meridiane im Jin Shin Jyutsu auch anders, nämlich Organströme, genannt.

Es gibt 4 Verlaufsrichtungen bei den Strömen, stellen Sie sich dafür einen Menschen mit nach oben gestreckten Armen vor.:

1. Die ersten 3 Ströme beginnen im Gesicht und steigen ab bis zu den Zehen. Sie helfen Ihnen, wenn Ihr Kopf zu voll ist mit Gedanken, sowie bei Kopfschmerzen. ↓
2. Weitere 3 Ströme steigen von den Zehen bis zur Brust auf. Sie bringen die Erdenergie hoch in die Brust und erden so Ihre Ideen, Ihre Emotionen und Ihr Herz. Sie helfen außerdem bei schweren Erkrankungen. ↑
3. Die nächsten 3 Ströme steigen von der Brust zu den Fingern auf. Sie bringen Ihre Ideen hinaus in die Welt, indem Sie ihnen helfen, diese konkret umzusetzen. ↑
4. Die letzten 3 gehen von den Fingern hinab zum Gesicht. Sie helfen Ihnen, dass Sie das, was Sie von außen aufnehmen, gut verarbeiten. ↓

Die 12 Organströme sind also eigentlich ein großer Energiestrom, der in 12 Bereiche aufgeteilt wurde. Genau an der Körperstelle, an der der eine Organstrom endet, beginnt der nächste. So endet zum Beispiel der Dickdarmstrom unter dem Auge, dort wo der Magenstrom beginnt.

Jeweils 2 Organströme sind einem Element, also einer Tiefe, zugeordnet. Sie sind wie Schwester und Bruder und haben die gemeinsamen Themen der jeweiligen Tiefe, wie Sie sie schon am Anfang des Buches beim Finger-Halten kennengelernt haben. Milz- und Magenstrom zum Beispiel gehören beide zur ersten Tiefe, also dem Erd-Element, und teilen daher die Belastung durch Sorgen und das Verlangen nach Süßigkeiten miteinander.

Ähnlich wie in der Organuhr der TCM sind jedem Organstrom 2 Stunden des Tages zugeordnet, in denen das jeweilige Organ aktiviert wird. Das ist besonders interessant, wenn Sie bestimmte Symptome immer zur gleichen Zeit bekommen. Wachen Sie zum Beispiel oft zwischen 2 und 4 Uhr morgens auf, ist das ein Hinweis auf Probleme mit dem Leberstrom. Wer nachmittags zwischen 4 und 6 Uhr oft schläfrig wird, tut gut daran, sich um den Nierenstrom zu kümmern, denn das kann auf eine Blockade im Nierenstrom hindeuten.

Jedem der 12 Organströme ist eines der 12 Tierkreiszeichen zugeordnet. So finden wir zum Beispiel die Energie des erstem Tierkreiszeichens Widder auch im ersten Organstrom, dem Lungenstrom wieder.

Gleiches gilt für die den Organströmen zugeordneten Planeten, einschließlich Sonne und Mond. Jeder dieser Himmelkörper symbolisiert eine bestimmte Energie, die sich auch im Organstrom wiederfinden lässt.

BEHANDELN SIE IHRE ORGANSTRÖME SELBST

Sie können alle Organströme bei sich selbst behandeln. Beim Zwerchfell- und beim Dünn-

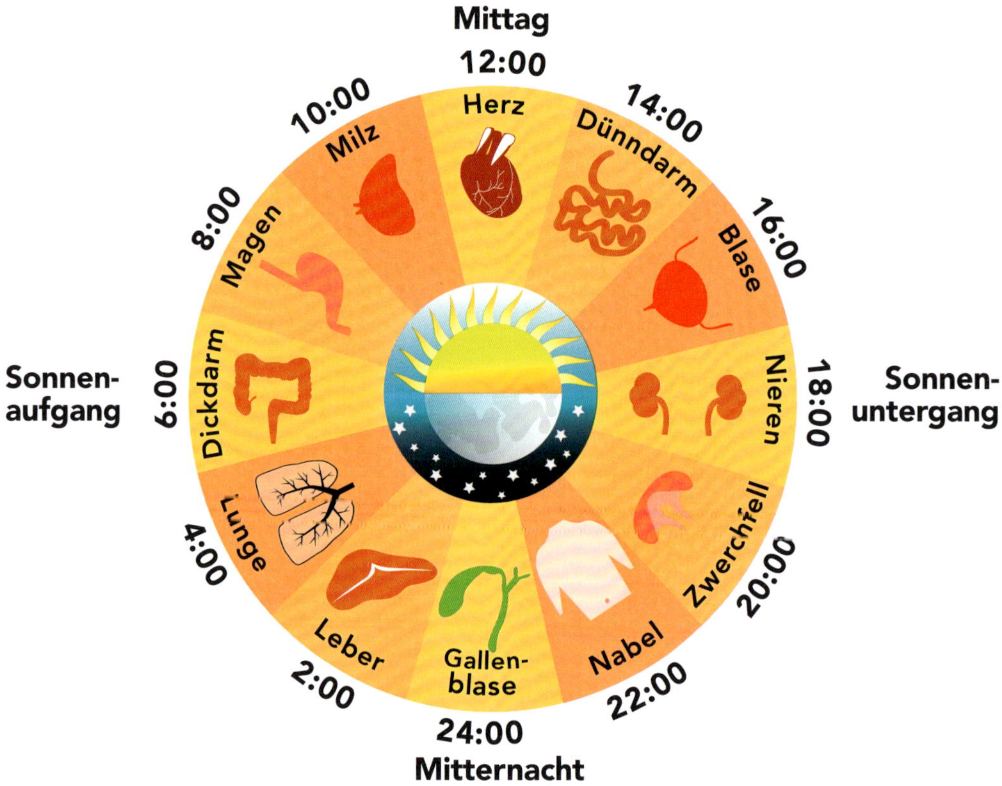

darmstrom sind die abweichenden Griffe für die Selbstbehandlung beschrieben. Sie können sich selbst in 3 verschiedenen Positionen strömen:

1. Sie können alle Organströme im Sitzen strömen, am besten in einem bequemen Sessel, bei dem Sie Ihren Kopf ganz bequem anlehnen können. Es funktioniert auch gut auf dem Arbeitsstuhl oder unterwegs in der Bahn.
2. Angenehmer ist es, die Organströme im Liegen zu strömen, da Sie sich im Liegen wahrscheinlich besser entspannen können. Vielleicht landen Sie, wenn Sie sich im Liegen strömen, in einem Zwischenraum zwischen Wachsein und Schlaf. Das ist ein Heilraum, in dem Sie sich entspannen und mit Energie aufladen können. Gut zum Selbst-Strömen ist zum Beispiel ein Sofa mit vielen Kissen. Für das Strömen der Schlösser an Knien und Füßen stellen Sie einfach die Beine auf.
3. Wechseln Sie zwischen Liegen und Sitzen, so wie es am bequemsten für Sie ist.

Wichtig ist, dass Sie das Strömen als entspannend erleben. Hauptsache es ist bequem. Sie können jede beliebige Position einnehmen, sich zum Beispiel auch in der Seitenlage strömen.

Übersicht der 12 Organströme

	1. Lunge	2. Dickdarm	3. Magen	4. Milz	5. Herz	6. Dünndarm
Name	Frühlingskraft	Erdung	Vertrauen	Volle Kraft	Strahlen	Reinheit
Tiefe	2		1		5	
Element	Metall (Luft)		Erde		Feuer	
Uhrzeit	4-6 Uhr	6-8 Uhr	8-10 Uhr	10-12 Uhr	12-14 Uhr	14-16 Uhr
Sternzeichen	Widder	Stier	Zwilling	Krebs	Löwe	Jungfrau
Aussage	Ich bin	Ich habe	Ich denke	Ich fühle	Ich will	Ich analysiere
Thema	Führerschaft, neue Ideen	Besitz	Bildung	Heimat, Nest	Kreativer Ausdruck	Arbeit
Planet	Mars	Venus	Merkur	Mond	Sonne	Merkur
Auf- oder absteigend	↑	↓	↓	↑	↑	↓
Anfang des Stromes	Magen	Zeigefinger	Wange	Großer Zeh	Herz	Kleiner Finger
Ende des Stroms	Zeigefinger	Wange	Großer Zeh	Herz	Kleiner Finger	Stirn

Übersicht der 12 Organströme

	7. Blase	8. Niere	9. Zwerchfell	10. Nabel	11. Gallenblase	12. Leber
Name	Aufrichtigkeit	Schicksal	Herzkraft	Jungbrunnen	Klarheit	Energie
Tiefe	4		6		3	
Element	Wasser		»Ur-Feuer«		Holz	
Uhrzeit	16-18 Uhr	18-20 Uhr	20-22 Uhr	22-24 Uhr	0-2 Uhr	2-4 Uhr
Sternzeichen	Waage	Skorpion	Schütze	Steinbock	Wassermann	Fische
Aussage	Wir balancieren	Ich transformiere	Ich nehme wahr	Ich wende an	Ich weiß	Ich glaube
Idee	Beziehungen	Sex, Geburt, Tod	spirituelles Wissen	Beruf, Karriere	Erfinder	Vision
Planet	Venus	Mars, Pluto	Jupiter	Saturn	Saturn, Uranus	Jupiter, Neptun
Auf- oder absteigend	↓	↑	↑	↓	↓	↑
Anfang des Stromes	Stirn	Kleiner Zeh	Zwerchfell	Ringfinger	Unter Augenlid	Großer Zeh
Ende des Stroms	Kleiner Zeh	Zwerchfell	Ringfinger	Unter Augenlid	Großer Zeh	Magen

BEHANDELN SIE DIE ORGANSTRÖME VON ANDEREN

Finden Sie auch beim Behandeln anderer die für Sie und den Behandelten beste Position. Sie können auf dem Sofa oder auf einem Tisch behandeln. Am besten ist natürlich eine Massageliege. Gut ist es, wenn beim Behandeln Ihre Schultern entspannt sind. Ideal wäre ein Hocker auf Rollen, damit können Sie immer ganz einfach die ideale Position für sich finden. Manchmal sind die Schlösser so weit auseinander, dass Ihre Armlänge nicht ausreicht.

Sind die Behandelten wach, dann bitten Sie sie die Beine aufzustellen. Befinden die Behandelten sich gerade in ihrem Heilraum und sind nicht ansprechbar, was Sie am veränderten Atem bemerken werden, wechseln Sie das obere Schloss und gehen stattdessen zu Schloss 14 auf derselben Seite.

Die Organströme und ihre Tiefen

DIE 2. TIEFE – MEHR KLARHEIT

Das Metall-Element in der TCM, das zur 2. Tiefe gehört, entspricht dem europäischen Luft-Element. Es hilft Ihrer mentalen Klarheit und dabei, sich angemessen zu verhalten. Die 2. Tiefe harmonisiert und reift Körper, Geist und Seele. Wenn Sie nicht erwachsen werden wollen und am Rockzipfel hängen bleiben, brauchen Sie die 2. Tiefe.

Lungen- und Dickdarmstrom gehören zur 2. Tiefe. Dadurch haben beide Ströme gemeinsame Themen, darunter auch die Trauer, welche zu einer Schwächung der 2. Tiefe führt. Ein Mensch mit unerlöster Trauer hat öfter Probleme mit dem Dickdarm und insbesondere mit der Lunge. Die 2. Tiefe hilft Ihnen zu trauern, und dann die Trauer oder den Kummer auch wieder hinter sich zu lassen. Sich der 2. Tiefe zu widmen, empfiehlt sich daher besonders für traurige, depressive Menschen mit weinerlicher Stimme.

Jeder Tiefe, und auch noch einmal extra zu jedem Organstrom, sind jeweils Planeten zugeordnet. Diese zeigen jeweils ein Grundthema der Tiefen und der Organströme. Für die 2. Tiefe ist es die Venus, die für Liebe, Schönheit und unsere Beziehungen zuständig ist. Die Trauer kann sich entspannen, indem Sie gute Beziehungen mit Liebe und Mitgefühl pflegen. Die Nase ist das zugeordnete Sinnesorgan und Riechen der Sinn der 2. Tiefe. Nutzen Sie Lungen- und Dickdarmstrom bei Schnupfen, Sinusitis, Heuschnupfen und Nasenbluten und wenn »Sie die Nase voll haben«.

Auch die tiefe Haut und das Bindegewebe gehören zur 2. Tiefe, von daher wirkt sie auf alle Hauterkrankungen, bei Neurodermitis, Falten, Narben, Zellulitis, Schwangerschaftsstreifen und Akne.

Eine Schwächung der 2. Tiefe tritt ein durch Rauchen, zu viel Liegen und zu viel Trockenheit.

ÜBUNG

DIE 2. TIEFE STÄRKEN

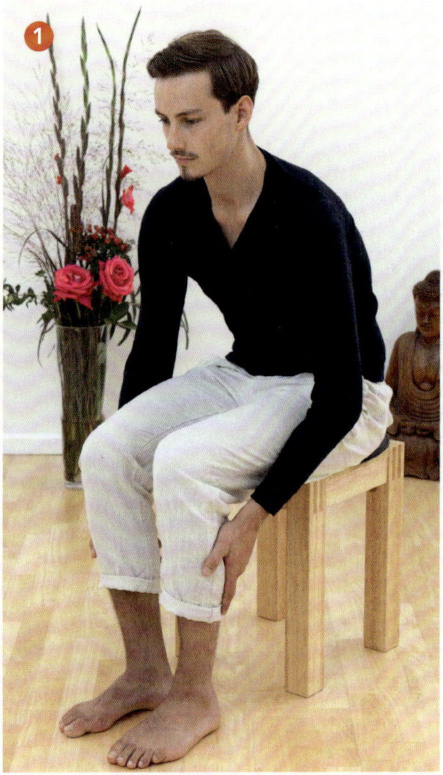

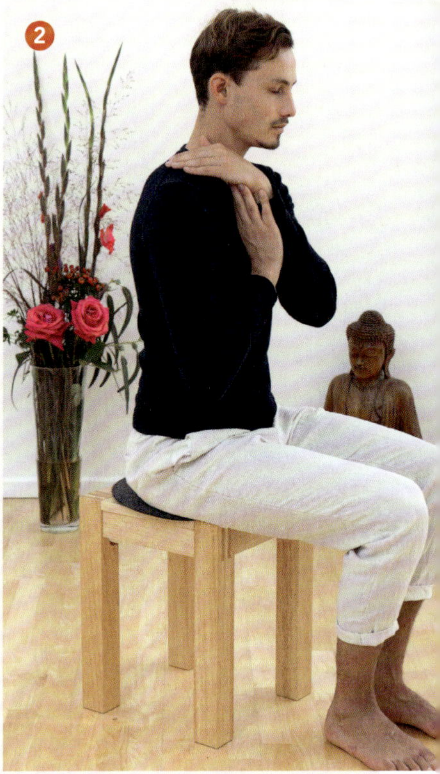

Sie können für die 2. Tiefe einen oder mehrere dieser Kurzgriffe anwenden:

1. Halten Sie Ihre Waden, indem Sie jeweils eine Hand auf eine Wade legen.
2. Legen Sie die rechte Hand auf die linke 18 und die linke Hand auf die rechte Schulter, dort liegen die Schlösser 11 und 3.
   Für die andere Seite legen Sie die rechte Hand auf die linke 18 und die rechte Hand auf die linke Schulter.

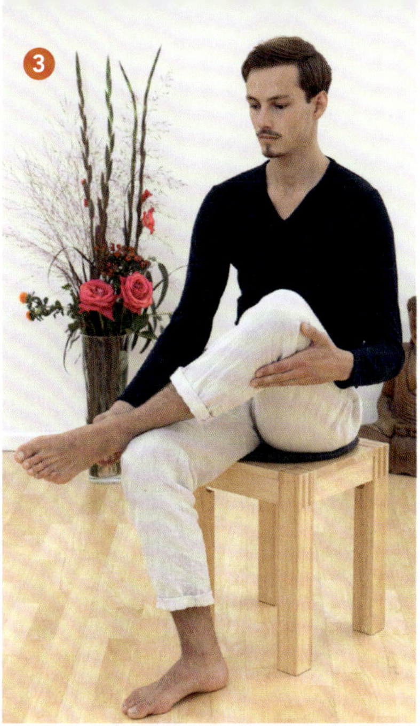

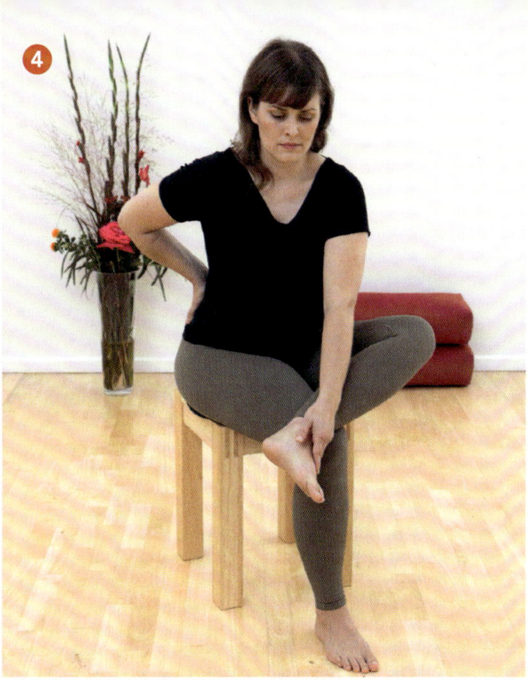

3. Legen Sie die linke Hand auf die linke tiefe 8 und die rechte Hand auf die linke 16.
   Für die andere Seite legen Sie die rechte Hand auf die rechte tiefe 8 und die linke Hand auf die rechte 16.
4. Legen Sie die linke Hand auf die linke 24 und die rechte Hand auf die rechte 2.
   Für die andere Seite legen sie die rechte Hand auf die rechte 24 und die linke Hand auf die linke 2.
5. Halten Sie beide Ringfinger nacheinander.

Widmen Sie sich Ihren Organströmen

Es gibt immer einen linken und einen rechten Strom. Beide haben den gleichen Ablauf, nutzen aber die jeweils anderen Körperseiten und Hände.

Bei den Übungen ist beim ersten Griff die Start-Position für beide Hände angegeben. Bei den nächsten Schritten verändert sich immer nur eine Hand, die andere Hand bleibt dort, wo sie zuvor war.

Wenn Sie weniger Zeit haben, machen Sie nur die ersten paar Griffe des Organstroms; es ist kein Problem, die Behandlung mittendrin abzubrechen. Haben Sie noch weniger Zeit, machen Sie nur den ersten Griff. Er gibt der Energie seine Richtung, er ist der wichtigste Griff.

Der Lungenstrom - Volle Kraft voraus

»Ich bin feurig«, sagt der Widder. Der erste der Organströme ist der Lungenstrom. Er hat eine Verbindung zum astrologischen Zeichen, dem Widder. Der Jahreslauf beginnt im Frühling mit dem Widder und seiner unbändigen Vitalität. Im Frühling gehen Sie hinaus und packen alles neu an. Als erstes Sternzeichen und als Feuerzeichen hat der Widder immer neue Ideen und steckt alles mit seinem Feuer an.

Die Lunge ist ein paariges Organ und steht daher neben den Nieren für das Thema Beziehungen. Die Lunge steht dabei für aktuelle Probleme, insbesondere, wenn Sie sich traurig oder depressiv fühlen.

Die Lunge ist dem Planeten Mars, also dem Aktivitätsprinzip, zugeordnet. Der Mars ist wie das Feuer, wie Yang, also aktiv und leidenschaftlich.

Die aktivste Zeit der Lunge ist, wenn der Tag von 4 bis 6 Uhr morgens beginnt. In diesen Stunden nehmen Sie über den Atem am meisten Energie auf. So wissen auch manche Wanderer: Wenn sie vor 6 Uhr morgens losgehen, haben sie mehr Ausdauer und Energie und können beim Wandern gut durchatmen.

Verlauf des Lungenstroms

Im Magen entsteht der Lungenstrom aus dem Leberstrom. Er endet am Zeigefingernagel. Dort wird er zum Dickdarmstrom.

Die Lungenenergie ist im Fluss

Kann Ihre Lungenenergie frei fließen, so fällt es Ihnen leicht, Ihre Persönlichkeit zu zeigen und sich den Raum zu nehmen, den Sie brauchen. Menschen mit einer flachen und eingefallenen Brust trauen sich nicht, Raum einzunehmen, sagen zum Beispiel in einer Gruppe nur wenig. Jemand mit einer »Heldenbrust« hingegen, lenkt gerne die ganze Aufmerksamkeit auf sich und steht gern im Mittelpunkt.

Ist Ihre Lungenenergie im Fluss, dann fällt es Ihnen auch leicht, Verantwortung für sich zu übernehmen. Außerdem können Sie anderen und sich selbst gut vergeben.

Die Lungenenergie ist blockiert

Ihre Lungenenergie ist vermutlich blockiert, wenn folgende Aussagen auf Sie zutreffen:

- Sie haben das Gefühl von Bedürftigkeit, niemals genug oder das Richtige zu erhalten.
- Sie benehmen sich kindlich, fühlen sich zurückgesetzt und abgelehnt, jammern herum, beschweren sich über alles und neigen zu Pessimismus.
- Sie haben das Gefühl, sich durchsetzen zu müssen, meistens auf indirektem Wege.
- Sie neigen dazu, über andere bestimmen zu wollen.
- Da Sie das Gefühl haben, nicht genug Liebe und Anerkennung zu bekommen, sammeln Sie stattdessen Dinge und können Altes nicht wegwerfen.

Dem Körper etwas Gutes tun mit dem Lungenstrom

Mit dem Lungenstrom können sie dem ganzen Atemtrakt etwas Gutes tun. Der Lungenstrom unterstützt Sie zum Beispiel bei Schnupfen, Heuschnupfen, Verschleimung, Sinusitis und schlechtem Geruchssinn, Husten, Bronchitis, Asthma, Heiserkeit, Verschleimung und Atemnot. Auch bei einer monotonen, leisen oder weinerlichen Stimme, bei Stottern oder vielem Seufzen ist es hilfreich, sich seinem Lungenstrom zu widmen.

Dieser Strom unterstützt das Immunsystem und lindert Allergien. Nutzen Sie ihn auch bei starkem Schwitzen im Schlaf und bei Schlaflosigkeit, insbesondere wenn Sie morgens zwischen 4 und 6 Uhr aufwachen.

Er hilft wie alle Organströme bei Symptomen, die im Verlauf des Stroms auftreten. Beim Lungenstrom also zum Beispiel bei Schmerzen am Oberarm und innen am Ellbogen bis hinunter zum Daumen.

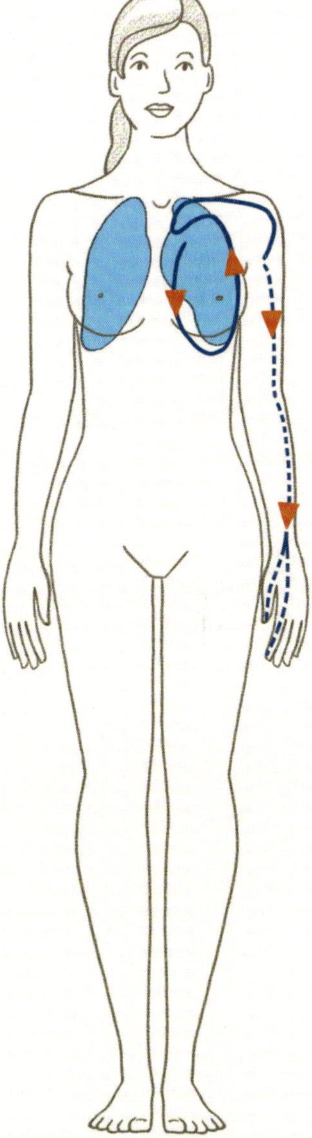

So verläuft der Lungenstrom im Körper. ▸

Freie Energie für den Lungenstrom

Linke Hand:	Linke 14 (vorne am Rippenrand	→ Linke 14	→ Linke 14	→ Linke 14	→ Linke 14	→ Linke 14
Rechte Hand:	Linke 22 (unter dem Schlüssel-bein)	→ Linke hohe 19 (Mitte des Oberarms)	→ Linke 18 (am Daumen ballen)	→ Linke 11 (Schulter)	→ Rechte 22	→ Rechte 13 (neben dem Brustbein)

▲ Um den linken Lungenstrom bei einer anderen Person zu strömen, setzen Sie sich links neben die Person.

Linke Hand:	Rechte 22 (unter dem Schlüssel-bein)	→ Rechte hohe 19 (Mitte des Oberarms)	→ Rechte 18 (am Daumen-ballen)	→ Rechte 11 (Schulter)	→ Linke 22	→ Linke 13 (neben dem Brustbein)
Rechte Hand:	Rechte 14 (vorne am Rippenrand	→ Rechte 14	→ Rechte 14	→ Rechte 14	→ Rechte 14	→ Rechte 14

▲ Um den rechten Lungenstrom bei einer anderen Person zu strömen, setzen Sie sich rechts neben die Person.

Der Dickdarmstrom – Die körpereigene Abfall-Entsorgung

Das Motto des Stiers lautet »Ich habe«. Beim Dickdarmstrom und seinem Sternzeichen geht es um Besitz und darum, zu viel Besitz anzusammeln.

Die feurige Energie des Widders (Lunge) wird mit dem Erdzeichen Stier geerdet, also ganz konkret in der Welt eingesetzt, so wie der Dickdarm die Reste vom Speisebrei verfestigt.

Im Englischen gibt es den Ausdruck »to have the guts«. Das heißt wörtlich übersetzt »Gedärme haben« und ist ein Ausdruck dafür, dass Sie sich mutig etwas trauen und so erfolgreich in der Welt behaupten können.

Probleme mit dem Dickdarm werden in der Psychologie oft mit dem Alter von 2 bis 3 Jahren assoziiert, der Zeit, in der Sie gelernt haben Ihren Dickdarm, also den Stuhlgang zu kontrollieren. Der Dickdarm ist für den Abtransport von

Abfall und für die Resorption von Wasser und Mineralien zuständig. Wenn Sie Ihren Abfall nicht loslassen, bekommen Sie Verstopfung. Verschwindet ständig das, was Ihnen wichtig ist, bekommen Sie Durchfall.
Zum Stier gehört der Planet Venus, hier geht es wie auch schon bei der Lunge um Beziehungen. Die Venus hilft Ihrer Bindungsfähigkeit, der Harmonie und Schönheit.
Die aktivste Zeit des Dickdarms ist von 6 bis 8 Uhr, die Zeit in der viele ihren Tag beginnen.

Verlauf des Dickdarmstroms
Am Zeigefingernagel entsteht der Dickdarmstrom aus dem Lungenstrom. Am Wangenknochen wird der Dickdarmstrom zum Magenstrom.

Die Dickdarmenergie ist im Fluss
Wenn Ihre Dickdarmenergie frei fließen kann, dann können Sie gut verarbeiten, was Sie aufnehmen, zum Beispiel Gedanken, Ideen, Beziehungen und Besitz, und auch alles wieder abgeben und loslassen. Damit schaffen Sie Platz für Neues, nehmen sich Ihren Raum, erkennen Ihre Stärken und ihre Wirkung auf andere, denn Sie sind mutig und entschlossen.
Der Dickdarmstrom hilft Ihnen auch dabei, alte Verletzungen loszulassen.

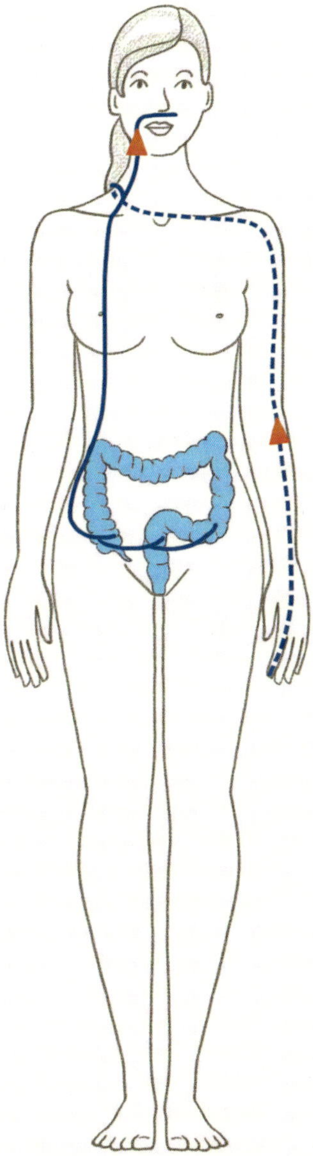

So verläuft der Dickdarmstrom im Körper. ▸

Freie Energie für den Dickdarmstrom

Linke Hand:	Rechte 11 (Schulter)	Rechte 11	Rechte 11	Rechte 11	Rechte 11	Rechte 11
	→	→	→	→	→	
Rechte Hand:	Linker Zeigefinger	Rechte 13 (neben dem Brustbein)	Rechte 14 (vorne am Rippenrand	Linke 21 (unter dem Wangen-knochen)	Rechte 22 (unter dem Schlüssel-bein)	Linke 22 (unter dem Schlüssel bein)

▲ Um den linken Dickdarmstrom zu strömen, setzen Sie sich rechts neben die Person.

Linke Hand:	Rechter Zeigefinger	Linke 13 (neben dem Brustbein)	Linke 14 (vorne am Rippenrand)	Rechte 21 (unter dem Wangen knochen)	Linke 22 (unter dem Schlüssel bein	Rechte 22 (unter dem Schlüssel-bein)
	→	→	→	→	→	
Rechte Hand:	Linke 11 (Schulter)	Linke 11	Linke 11	Linke 11	Linke 11	Linke 11

▲ Um den rechten Dickdarmstrom zu strömen, setzen Sie sich links neben die Person.

Die Dickdarmenergie ist blockiert

Ihre Dickdarmenergie ist vermutlich blockiert, wenn folgende Aussagen auf Sie zutreffen:

- Sie halten Materie fest, indem Sie Dinge ansammeln und besitzergreifend sind.
- Sie können Materie nicht halten: Ihr Geld «verschwindet« immer oder Sie verlieren oft Sachen, die wertvoll für Sie sind.
- Sie sind oft eifersüchtig, unzufrieden, enttäuscht oder verbittert und nörgeln viel.
- Sie können sich und andere nicht würdigen.
- Sie verschwenden Ihre Zeit und Energie mit Nebensächlichkeiten.
- Sie leiden unter Halsstarrigkeit und haben festgefahrene Meinungen und Vorurteile.

- Sie fühlen sich nicht gut genug und sind deshalb mutlos und unentschlossen.
- Sie geben anderen mehr Raum als sich selbst und leben in Abhängigkeit von anderen.

Dem Körper etwas Gutes tun mit dem Dickdarmstrom

Der Dickdarmstrom wirkt gut auf die Haut, zum Beispiel bei Jucken und Hautkrankheiten. Stärken Sie mit diesem Strom auch Ihr Immunsystem, um häufige Infekte zu vermeiden. Symptome mit Ursprung im Dickdarm können Durchfall, Verstopfung, Krämpfe und Divertikel sein. Der Dickdarmstrom hilft ebenfalls bei Symptomen, die im Verlauf das Stroms auftreten, also bei Beschwerden in den Armen, vom Zeigefinger bis in die Schulter, beispielsweise bei einem Carpaltunnelsyndrom, Tennisarm und Schulterschmerzen. Auch bei Halsschmerzen, einer Mandelentzündung, bei Kopfschmerzen, Zähneknirschen, Zahnschmerzen, Schnupfen, Sinusitis und Nasenbluten ist das Strömen des Dickdarmstroms hilfreich.

1. TIEFE – ENTWICKELN SIE MEHR URVERTRAUEN

Das der 1. Tiefe zugehörige Erd-Element ist das wichtigste, zentrale Element in der TCM. Es ist den ersten Lebensjahren zugeordnet, denn nach der Geburt geht es um das Inkarnieren, sich erden, ankommen und genährt werden. Die 1. Tiefe hilft Ihnen, im Körper präsent zu sein, mit den anstehenden irdischen Aufgaben gut umzugehen und Urvertrauen zu entwickeln. Wenn es notwendig ist, gibt sie Ihnen Selbstschutz und Abgrenzung. Fließt die 1. Tiefe frei, können Sie gut denken und sich konzentrieren. Sie heilt außerdem die Hautoberfläche, ist also bei Verletzungen und für den Teint anzuwenden. Sie wird geschwächt durch zu viele Süßigkeiten, zu viel Sitzen und zu viel Nässe.

Milz- und Magenstrom gehören zur 1. Tiefe. Beide Ströme haben gemeinsame Themen: als Emotion belasten Sorgen und Grübeln den Magen, die Milz und die dazugehörende Bauchspeicheldrüse.

Als zugeordneter Planet schafft der Saturn Strukturen durch Begrenzung. Als Sinnesorgan ist der Mund und mit ihm das Schmecken und die Zähne der 1. Tiefe zugeordnet. Die Aufnahme und Verarbeitung von Nahrung ist daher ein zentrales Thema dieser Tiefe. Über die 1. Tiefe wird die Nahrungsenergie aufgenommen, verwandelt und dem Körper bereitgestellt. Daher können auch viele Probleme rund ums Essen, zum Beispiel Anorexie, Allergie oder Über- und Untergewicht ihre Ursache in der 1. Tiefe haben. Auch inwiefern Sie sich geistig und emotional genährt fühlen beeinflusst die 1. Tiefe.

ÜBUNG

DIE 1. TIEFE STÄRKEN

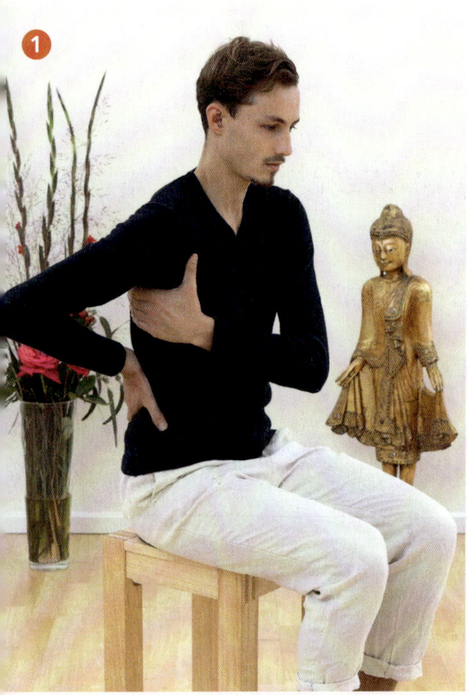

Sie können für die 1. Tiefe einen oder mehrere dieser Kurzgriffe anwenden:

1. Legen Sie die linke Hand auf das rechte Schulterblatt (bei sich selbst auf Schloss 26, da Sie das Schulterblatt schlecht erreichen können) und die rechte Hand auf die rechte 2.
   Für die andere Seite legen Sie die rechte Hand auf das linke Schulterblatt (bei sich selbst auf Schloss 26) und die linke Hand auf die linke 2.

Gut zu wissen: Dieser Griff nennt sich Babygriff, weil Babys meistens an Schulter und Becken gehalten werden.

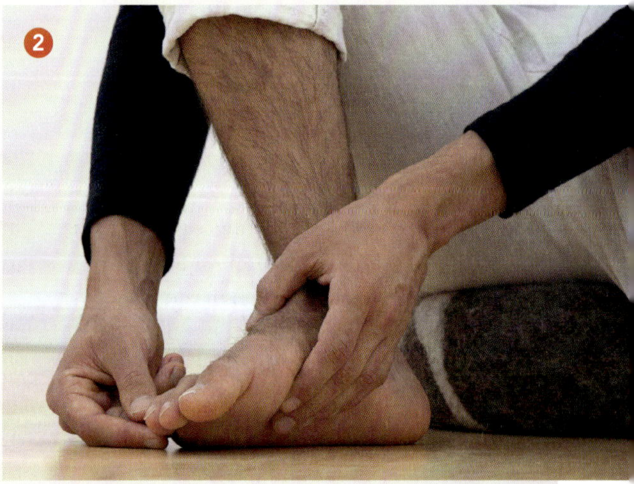

2. Legen Sie die linke Hand auf die rechte 6 in der Mitte der Fußsohle und die rechte Hand auf den rechten kleinen Zeh.
   Für die andere Seite legen Sie die rechte Hand auf die linke 6 in der Mitte der Fußsohle und die linke Hand auf den linken kleinen Zeh.

3. Legen Sie die linke Hand auf den rechten Teil des Nackens und die rechte Hand zuerst auf die rechte 25, danach auf die linke 2.
   Für die andere Seite legen Sie die rechte Hand auf den linken Teil des Nackens und die linke Hand zuerst auf die linke 25, danach auf die rechte 2.
4. Halten Sie beide Daumen nacheinander.

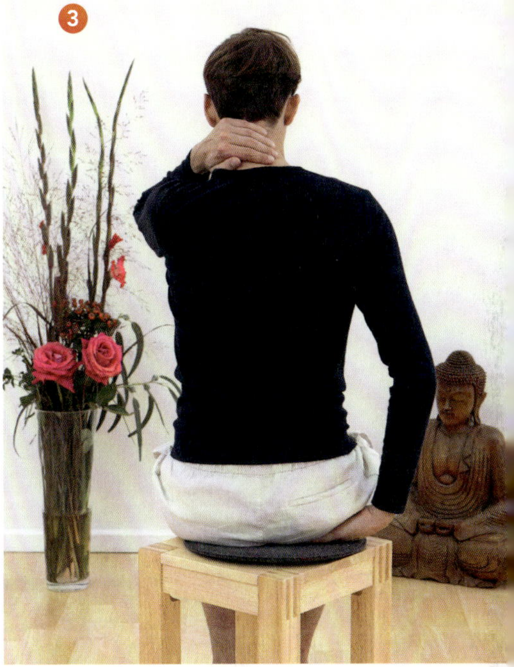

Der Magenstrom – Verständnis durch gute Kommunikation

»Ich denke« lautet das Motto des Zwillings. Er ist für seine ausführliche Kommunikation bekannt, ist auf Grund seiner Neugierde gern unterwegs und will immer noch mehr wissen. Daher ist er für die Bildung zuständig.

Zum Zwilling gehört der Planet Merkur, der Götterbote ist für die Kommunikation zuständig. Er ist schnell, direkt und kann vieles gleichzeitig verarbeiten. Die aktivste Zeit des Magenstroms ist am Morgen von 8 bis 10 Uhr, eine gute Zeit zum Frühstücken und den Magen zum ersten Mal am Tag zu füllen.

Verlauf des Magenstroms

Am Wangenknochen entsteht der Magenstrom aus dem Dickdarmstrom und am großen Zehennagel wird der Magenstrom dann zum Milzstrom.

Die Magenenergie ist im Fluss

Wenn der Magenstrom ungehindert fließen kann, zeigt sich das darin, dass Sie neugierig sind und es Ihnen leichtfällt gut und offen zu kommunizieren, sowie Verständnis für andere zu haben, auch, wenn diese andere Meinungen haben. Ihr Geist ist dann klar und Sie fühlen sich präsent im Hier und Jetzt. Sie fühlen sich vom Leben genährt und können alle Eindrücke gut verdauen.

Die Magenenergie ist blockiert

Ihre Magenenergie ist vermutlich blockiert, wenn folgende Aussagen auf Sie zutreffen:

- Sie sind schlaflos durch zu viele Gedanken.
- Sie schlucken alles hinunter und haben wenig Selbstvertrauen.
- Sie fühlen sich unterernährt und haben das Gefühl, nicht das zu bekommen, was Sie brauchen.
- Sie können aber auch nicht empfangen und keine Hilfe oder Ermutigung annehmen.
- Sie wollen nicht auf Ihre Probleme angesprochen werden.
- Sie haben das Gefühl, schwach zu sein, weil Sie so schnell ermüden, viel Ruhe brauchen und nicht in die Gänge kommen.
- Sie neigen dazu, zu viel machen und zu reden.

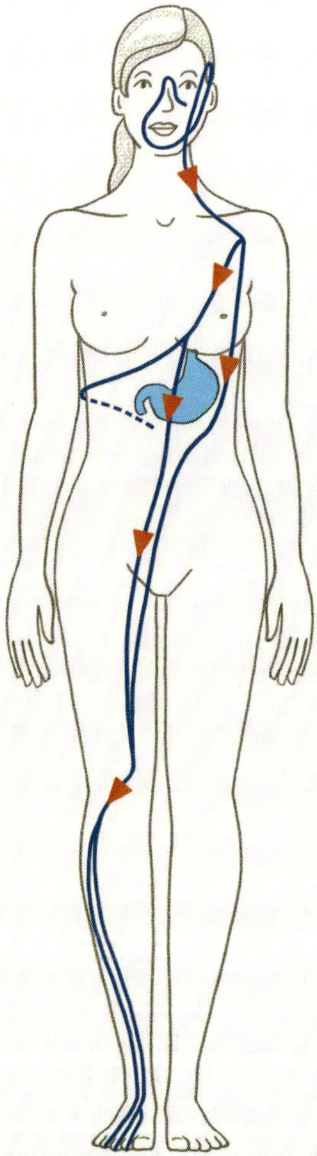

So verläuft der Magenstrom im Körper. ▸

Freie Energie für den Magenstrom

	1	2	3	4	5	6	7
Linke Hand:	Linke 22 (unter dem Schlüsselbein)	Rechte 14 (vorne am Rippenrand)	Rechte 23 (letzte Rippe, neben Wirbelsäule)	Linke 14 (vorne am Rippenrand)	Rechte hohe 1 (handbreit über dem Knie, innen)	Rechte tiefe 8 (handbreit unter dem Knie, außen)	Rechter mittlerer Zeh
Rechte Hand:	Linker 21 (unter dem Wangenknochen)	Linke 21	Linke 21	Linke 21	Linke 21	Linke 21	Linke 21

Um den linken Magenstrom zu strömen, setzen Sie sich links neben die Person. ▲

	1	2	3	4	5	6	7
Linke Hand:	Rechte 21 (unter dem Wangenknochen)	Rechte 21	Rechte 21	Rechte 21	Rechte 21	Rechte 21	Rechte 21
Rechte Hand:	Rechte 22 (unter dem Schlüsselbein)	Linke 14 (vorne am Rippenrand)	Linke 23 (letzte Rippe, neben Wirbelsäule)	Rechte 14 (vorne am Rippenrand)	Linke hohe 1 (handbreit über dem Knie, innen)	Linke tiefe 8 (handbreit unter dem Knie, außen)	Linker mittlerer Zeh

Um den rechten Magenstrom zu strömen, setzen Sie sich rechts neben die Person. ▲

- Sie nehmen zu viele Informationen und Eindrücke auf und können diese dann nicht mehr verdauen; alles ist zu viel.
- Sie sind immer in Eile, besonders beim Essen.
- Sie haben das Gefühl, zwanghaft mehr leisten zu müssen, was zu Ehrgeiz, Stress, Unzufriedenheit, Frustration, Meckern und Nörgeln führt.

Dem Körper etwas Gutes tun mit dem Magenstrom

Der Magenstrom hilft bei akuten oder chronischen Problemen im Magen, bei Schmerzen, Geschwüren, Gastritis, Übelkeit, Aufstoßen und Sodbrennen, bei der Gewichtsregulation, bei zu viel oder zu wenig Appetit und starkem Appetit auf Süßigkeiten.

Da der Strom im Kopf beginnt, erleichtert er auch viele Beschwerden in diesem Bereich. Er wird auch der »Schönheitschirurg« genannt, da er die Anspannungen im Gesicht lösen kann. Nutzen Sie ihn bei Haarausfall oder wenn Sie vor lauter Sorgen graue Haare bekommen. Er hilft bei Kopfschmerzen, Trigeminusneuralgie und Fazialisparese. Ist der Strom blockiert, sind der Mund und die Lippen trocken, Herpes und Aphthen können entstehen. Auch Zahnschmerzen, Zähneknirschen und Parodontose können die Folge eines blockierten Magenstroms sein.
Der Magenstrom hilft ebenfalls bei Symptomen, die im weiteren Verlauf des Stroms auftreten, zum Beispiel Beschwerden in der Brust bei stillenden Müttern und Symptome in der Vorderseite der Beine bis hin zum großen Zeh.

Der Milzstrom – Strahlend wie die Sonne

Der Leitsatz des Sternzeichens Krebs ist »Ich fühle«. Er ist sozial, emotional und hat den Wunsch nach einem beschützenden Nest, nach Heimat und Zuhause, ganz wie die Einsiedlerkrebse.
Zum Krebs gehört der Mond. Krebs und Mond stehen für Gefühle und Empfänglichkeit, er bewegt das Wasser in den Gezeiten.
Die Milz sorgt dafür, Energie aus der Nahrung und aus allen anderen Quellen aufzunehmen. Körperlich ist sie für einen Teil der Blutreinigung und des Immunsystems zuständig.
Zum Milzstrom gehört auch die Bauchspeicheldrüse (Pankreas). Ein Teil dieser Drüse ist für die Insulin-Produktion und der andere Teil für die Verdauung von Eiweiß und Kohlehydraten zuständig.
Das Sonnengeflecht wird der Milz zugeordnet. Wenn Sie einen Druck im Bereich des Magens spüren, hat das oft nichts mit dem Magen zu tun, sondern damit, dass Ihr Sonnengeflecht angespannt ist, weil etwas Sie stresst.
Die aktivste Zeit des Milzstroms ist von 10 bis 12 Uhr morgens, also genau die Zeit, in der viele am besten geistig arbeiten können.

Verlauf des Milzstroms

Am großen Zeh entsteht der Milzstrom aus dem Magenstrom.
An Schloss 13 in der Höhe des Herzes wird der Milzstrom dann zum Herzstrom.

Die Milzenergie ist im Fluss

Fließt die Milzenergie frei, dann fällt es Ihnen leicht, einen guten Kontakt zu Ihren Gefühlen herzustellen. Diese sind dann mit Ihren Gedanken im Einklang. Sie sind mitfühlend, aber nicht mitleidend und können sich gut abgrenzen, falls nötig.
Freie Milzenergie sorgt auch dafür, dass Sie sich geschützt, geborgen und zentriert fühlen und Urvertrauen entwickeln. Die Milzenergie hilft Ihnen, ein gutes Gedächtnis zu haben und sich genährt zu fühlen. Sie sind dann voller Lebenskraft und Enthusiasmus, strahlend wie die Sonne, die Quelle der Energie im Sonnensystem.
Der Milzstrom energetisiert alle anderen Organströme.

Die Milzenergie ist blockiert

Ihre Milzenergie ist vermutlich blockiert, wenn folgende Aussagen auf Sie zutreffen:

- Sie fühlen sich nicht genährt. Sie haben eine Abneigung gegen oder Gier nach Essen oder nach Erlebnissen und leiden an Bulimie oder Anorexie.
- Sie können sich nicht abgrenzen.
- Sie geben zu viel Energie ab und versuchen, das dadurch entstehende Loch mit Essen und Süßigkeiten zu füllen.
- Sie reden und tratschen über andere, um sich selbst nicht zu spüren.
- Sie leiden unter Stress, Ihre Rhythmen sind nicht in Balance, Sie neigen zu Unpünktlichkeit und Sie bleiben an Nebensächlichkeiten hängen.
- Sie haben Angst vor Nähe, aber auch das Alleinsein fällt Ihnen schwer.
- Sie machen sich viele Sorgen und haben wenig Energie.
- Sie leiden an Schlaflosigkeit, die zu Erschöpfung führt.

Dem Körper etwas Gutes tun mit dem Milzstrom

Der Milzstrom energetisiert und stärkt das Immunsystem. Er unterstützt den Körper dabei, Energie aus der Nahrung aufzunehmen. Diese Energie fließt dann weiter zur Lunge, lädt sich dort mit der Energie auf, die Sie über die At-

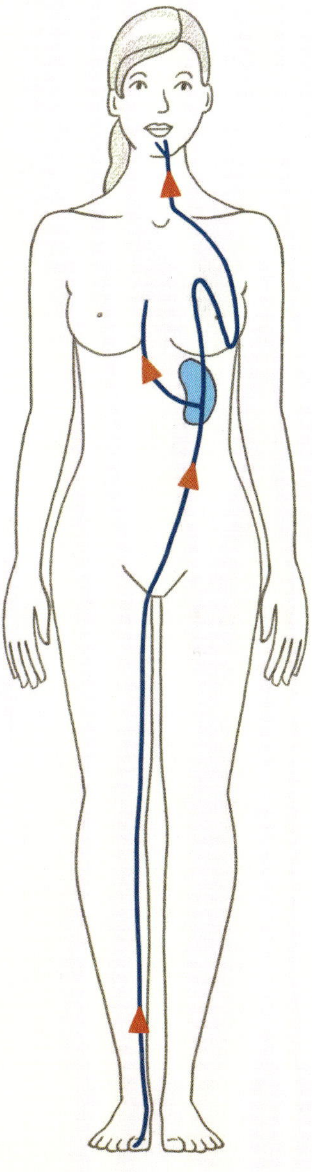

So verläuft der Milzstrom im Körper. ►

Freie Energie für den Milzstrom

	→	→	→	
Linke Hand:	Steißbein	Steißbein	Rechte 13 (neben dem Brustbein)	Linke 22 (unter dem Schlüssel-bein)
Rechte Hand:	Rechte 5 (neben Fuß-Innen knöchel)	Linke 14 (vorne am unteren Rippenrand)	Linke 14	Linke 14

Um den rechten Milzstrom zu strömen, setzen Sie sich rechts neben die Person. ▲

	→	→	→	
Linke Hand:	Linke 5 (neben Fuß-Innen-knöchel)	Rechte 14 (vorne am unteren Rippenrand)	Rechte 14	Rechte 14
Rechte Hand:	Steißbein	Steißbein	Linke 13 (neben dem Brustbein)	Rechte 22 (unter dem Schlüssel-bein)

Um den linken Milzstrom zu strömen, setzen Sie sich links neben die Person. ▲

mung aus der Luft aufnehmen und versorgt dann Ihren ganzen Körper. Wird dieser Prozess beeinträchtigt, entsteht Müdigkeit, zum Beispiel ausgelöst durch heißes Wetter, beim Stillen oder nach einer Mahlzeit.

Auch bei schweren Krankheiten, wie Krebs und Multiple Sklerose kann der Milzstrom den Körper positiv unterstützen. Sie können die Energie des Milzstroms auch wunderbar zum Entgiften bei einer Chemotherapie nutzen.

Die Milzenergie kontrolliert die Bewegung der Körperflüssigkeiten und ist somit zuständig für alles, was in unserem Körper fließt. Die Milzenergie ist unter anderem beteiligt an der Regulierung unseres Blutdrucks, an der Entstehung von Anämien und bei Allergien. Der Milzstrom ist außerdem gut für alle Erkrankungen, die auf -rhoe (das bedeutet Fluss) enden, also zum Beispiel bei Leukorrhoe oder Diarrhoe.

Auch wenn die Menstruation zu stark ist, bei Schnupfen, wenn es zu Problemen mit der Lymphe kommt, bei Ödemen und Schwellungen und wenn zu wenig oder zu viel Speichel produziert wird, kann die Milzenergie hilfreich sein.

Im Körper ist auch der Mund der 1. Tiefe zugeordnet. Nutzen Sie den Milzstrom, um Ihren Appetit zu regulieren, bei einem verminderten Geschmacksinn, bei Herpes, Aphthen, Zahnschmerzen und Verlangen nach Süßem.

In der Bauchspeicheldrüse kann sich ein blockierter Milzstrom durch Diabetes, Pankreatitis und Verdauungsstörungen zeigen. Bei den Fortpflanzungsorganen können Leukorrhoe, Schmerzen oder Impotenz auf Blockaden im Milzstrom hinweisen. Der Milzstrom ist außerdem der wichtigste Organstrom für die Nerven. Strömen Sie ihn bei Nervosität, Hyperaktivität, Schlaflosigkeit und Prüfungsangst oder für den Schlaf, zum Beispiel bei Angst-Träumen. Wer immer nur auf der rechten Seite schläft, sollte den rechten Milzstrom besonders berücksichtigen, bei Bauchlage beide Seiten.

Der Milzstrom hilft auch bei Symptomen, die im Verlauf das Stroms auftreten, also Beschwerden in den Beinen vom großen Zeh vorne am Bein entlang bis hoch in die Brust.

DIE 5. TIEFE – BLEIBEN SIE DEM HERZEN TREU

Bei der 5. Tiefe geht es darum, zu sein, wer Sie wirklich sind, Ihrem Herzen treu zu sein und Ihre innere Bestimmung zu leben.

Herz- und Dünndarmstrom gehören beide zur 5. Tiefe. Dadurch haben diese beiden Ströme gemeinsame Themen. Als Emotion ist ihnen Freude mit Kraft und Vitalität zugeordnet. Das Element, das zur 5. Tiefe gehört, ist das Feuer. Sie stören Ihr Feuer-Element, indem Sie sich zu sehr für eine Sache bemühen oder sich verstellen. Wenn Sie erkennen, wie und wann Sie Ihr innerer Richter dazu bringt, sich anders zu geben, als Sie eigentlich sind, entsteht mehr Freude und Vitalität in Ihrem Leben, und Sie fühlen sich mehr mit sich selbst verbunden. Dabei unterstützt Sie die Energie des Planeten der 5. Tiefe: der Mars. Dieser schenkt Ihnen ebenfalls Vitalität und Kraft.

Als 5. Sinn wird in der TCM nicht der Tastsinn, sondern die Zunge genannt. Dabei steht allerdings nicht der Geschmack im Fokus, sondern die Sprache, denn auch eine vitale Sprache ist Ausdruck von Freude.

Eine Schwächung der 5. Tiefe tritt ein durch psychedelische Drogen, zu viel Sport und zu viel Hitze, was alles das Herz belastet.

ÜBUNG

DIE 5. TIEFE STÄRKEN

Sie können für die 5. Tiefe einen oder mehrere dieser Kurzgriffe anwenden:

1. Legen Sie die rechte Hand auf die linke Schulter, dort liegen die Schlösser 11 und 3, und die linke Hand auf die rechte 19.
   Für die andere Seite legen Sie die linke Hand auf die rechte Schulter und die rechte Hand auf die linke 19.
2. Legen Sie die rechte Hand auf das linke Schulterblatt und die linke Hand auf die linke 17.

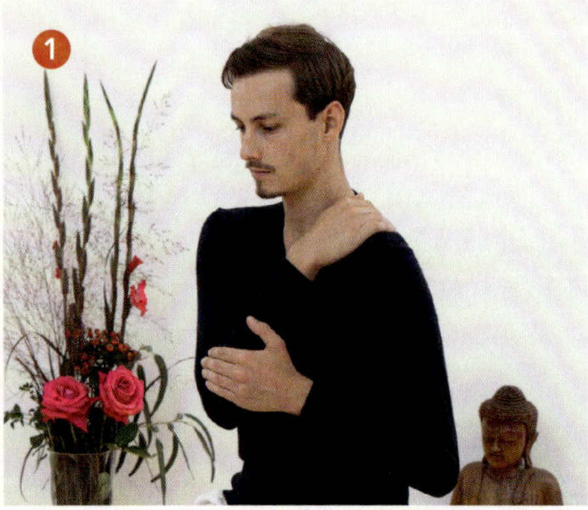

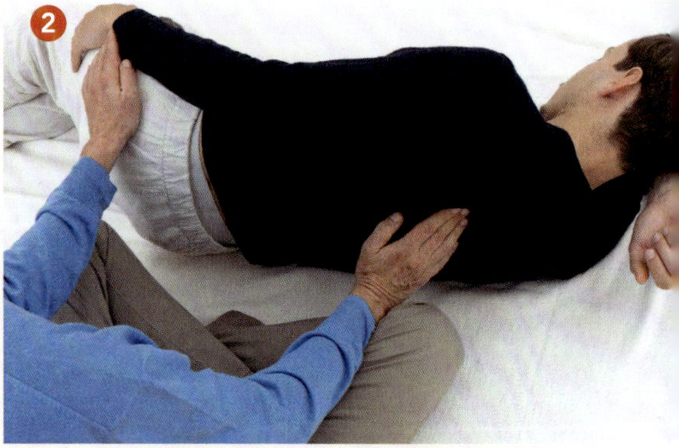

Notfall-Griff: Diesen Griff können Sie bei anderen zum Beispiel bei einem akuten Herzinfarkt anwenden, solange Sie auf den Notarzt warten.

3. Die inneren, vorderen Fußballen an beiden Füßen gemeinsam strömen
4. Halten Sie nacheinander die kleinen Finger.

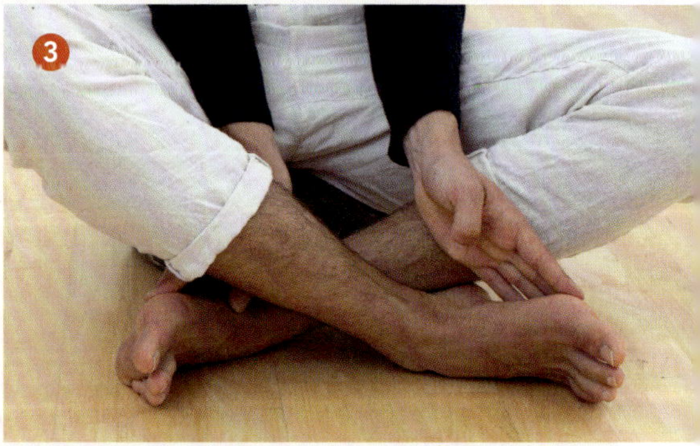

Der Herzstrom - Strahlendes Selbstbewusstsein

»Ich will« ist das Motto des Löwen. Wenn Sie zu wenig Herz- oder Löwenkraft haben, neigen Sie dazu, hartherzig, verunsichert und nervös zu sein. Das Herz ist der Sitz Ihres kreativen Ausdrucks, der geistigen Fähigkeiten, der Seele und wichtig für die Balance Ihrer Emotionen.

Zum Löwen gehört die Sonne, sie ist das Zentrum, das Urfeuer und die Leidenschaft.

Der Löwe, als der König der Tiere, ist das einzige Tierkreiszeichen, dem die Sonne zugeordnet ist.

Die aktivste Zeit des Herzstroms ist von 12 bis 14 Uhr, wenn die Sonne am höchsten, also im Zenit steht.

Verlauf des Herzstroms

In der Brust, am Herz, entsteht der Herzstrom aus dem Milzstrom.

Vom Herz aus geht er dann in 10 verschiedene Richtungen, wie die Sonnenstrahlen.

Am kleinen Fingernagel wird der Herzstrom dann zum Dünndarmstrom.

Die Herzenergie ist im Fluss

Wenn Ihre Herzenergie ungehindert fließen kann, dann fühlen Sie sich voller Vitalität und Selbstbewusstsein, besitzen eine gute Intuition, sind in Kontakt mit Ihrem Herzen und empfinden viel Liebe und Mitgefühl.

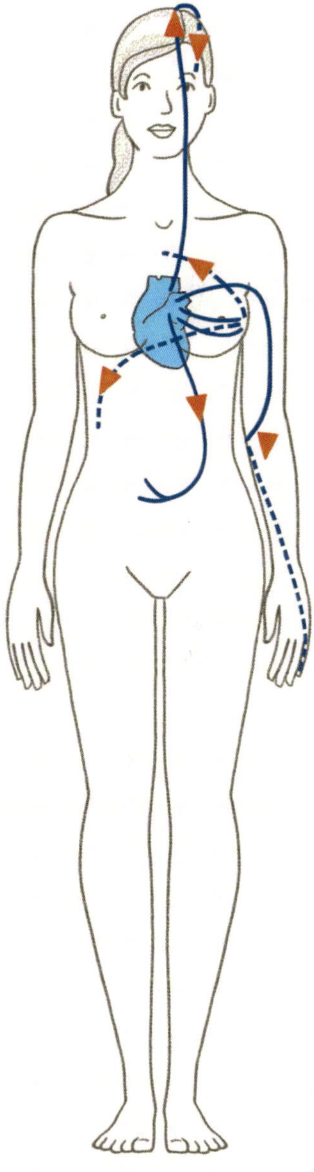

So verläuft der Herzstrom im Körper. ▸

Freie Energie für den Herzstrom

Linke Hand:	Linke 11 (Schulter)	Linke 11	Linke 11	Linke 11	Linke 11	Linke 11	Linke 11
Rechte Hand:	Linke 17 (Handgelenk auf der Seite des kleinen Fingers)	Rechte 22 (unter dem Schlüssel-bein)	Rechte 14 (vorne am Rippenrand)	Rechte 15 (Leisten-beuge)	Linke 1 (Innenseite des Knies)	Linke 5 (Neben Fuß-Innen-knöchel)	Linke 7 (an der Unterseite des großen Zehs)

Um den linken Herzstrom zu strömen, setzen Sie sich rechts neben die Person. ▲

Linke Hand:	Rechte 17 (Handgelenk auf der Seite des kleinen Fingers)	Linke 22 (unter dem Schlüsselbein)	Linke 14 (vorne am Rippenrand)	Linke 15 (Leisten-beuge)	Rechte 1 (Innenseite des Knies)	Rechte 5 (Neben Fuß-Innenknöchel)	Rechte 7 (an der Unterseite des großen Zehs)
Rechte Hand:	Rechte 11 (Schulter)	Rechte 11	Rechte 11	Rechte 11	Rechte 11	Rechte 11	Rechte 11

Um den rechten Herzstrom zu strömen, setzen Sie sich links neben die Person. ▲

Ihre Emotionen sind in Balance, sogar wenn Sie verliebt sind. Sie sind voller Enthusiasmus für das Leben und gleichzeitig voller stiller Heiterkeit. Es fällt Ihnen leicht, Gefühle und Emotionen auszudrücken. Der Herzstrom hilft Ihnen dabei, so zu sein, wie Sie sind.

Die Herzenergie ist blockiert

Ihre Herzenergie ist vermutlich blockiert, wenn folgende Aussagen auf Sie zutreffen:

- Sie sind hartherzig, hartnäckig, dickköpfig, willensbetont, egozentrisch und tyrannisch.
- Sie haben einen Mangel an Mitgefühl.
- Sie sind geizig und nehmen sich, was Ihnen nicht gehört.

- Sie können aber auch die Hilfe von anderen nicht annehmen.
- Sie fühlen sich steif und verkrampft.
- Sie können sich nicht entspannen, sind nervös und wollen immer etwas tun.
- Sie haben wenig Geduld und lenken sich ab, indem Sie ständig aktiv sind.
- Es kann auch das Gegenteil sein: Sie sind zu weichherzig, haben einen schwachen Willen und leiden mit allen anderen mit.
- Sie können Ihre Bedürfnisse nicht äußern und sind schnell enttäuscht.

Dem Körper etwas Gutes tun mit dem Herzstrom

Der Herzstrom hilft bei Müdigkeit und geistiger Erschöpfung, zum Beispiel nach einem emotionalen Schock oder nach dem Ende einer Beziehung. Manchmal tragen wir unser Herz sprichwörtlich auf der Zunge, denn Herz und Zunge sind eng miteinander verbunden, daher hilft der Herzstrom Ihrer Sprache bei Stottern, viel Seufzen, Stöhnen oder Räuspern.

Außerdem kann der Herzstrom Sie bei der Prävention oder nach einem Herzinfarkt unterstützen, bei Herzklopfen, Arteriosklerose, Blut-Krankheiten und wenn der Blutdruck zu hoch oder zu niedrig ist. Herz-Krankheiten können auch mit dem Zwerchfellstrom, dem Schützer des Herzens, behandelt werden.

Der Herzstrom hilft bei Symptomen, die im Verlauf des Stroms auftreten, also bei Beschwerden in der Brust, dem Arm und hinunter bis zum kleinen Finger.

Der Dünndarmstrom – Sich selbst akzeptieren

Der Leitsatz der Jungfrau lautet: »Ich analysiere und bringe Ordnung«. Auch der Dünndarm analysiert, sortiert und entscheidet sehr sorgfältig, was er aufnimmt, weil es gut für den Körper ist. Die Jungfrau empfängt die vitale, feurige Energie des Herzens und will dieser Vitalität eine Aufgabe und einen Sinn geben, zum Beispiel in der Arbeit.

Zur Jungfrau gehört der Planet Merkur. Dieser hilft, schnelle Entscheidungen zu treffen und sorgt für eine gute Aufnahmefähigkeit.

Die aktivste Zeit des Dünndarmstroms ist von 14 bis 16 Uhr. Zu dieser Zeit verdauen Sie oftmals Ihr Mittagessen. Viele Menschen werden um diese Zeit müde und nutzen sie für eine kleine Siesta.

Verlauf des Dünndarmstroms

Außen am kleinen Finger entsteht aus dem Herzstrom der Dünndarmstrom.

An der Augenbraue wird der Dünndarmstrom dann zum Blasenstrom.

Die Dünndarmenergie ist im Fluss

Wenn Ihre Dünndarmenergie frei fließt, dann können Sie sich gut entscheiden, da Sie die Fähigkeit haben, die Situation gut zu analysieren. Sie akzeptieren außerdem sich und die Fehler, die Sie machen, sind strukturiert und ausdauernd.

Die Dünndarmenergie ist blockiert

Ihre Dünndarmenergie ist vermutlich blockiert, wenn folgende Aussagen auf Sie zutreffen:

- Ihr innerer Richter ist außer Kontrolle: Sie werten sich und andere ab.
- Sie vergleichen sich mit anderen und fühlen sich nicht gut genug.
- Sie fühlen sich unsicher und haben das Gefühl, dass andere Sie nicht akzeptieren.
- Sie fühlen sich verschmutzt und unrein.
- Ihnen fehlt es an Ausdauer.
- Sie nutzen Ihre Talente nicht, was zu Frustration führt.
- Es kann auch das Gegenteil sein: Sie sind ehrgeizig und zielstrebig, dabei aber ruhelos und überarbeitet.
- Sie kontrollieren Ihre Emotionen mit dem Verstand und denken zu viel nach.
- Sie wollen zwanghaft das Richtige tun und haben Angst, etwas falsch zu machen.

Dem Körper etwas Gutes tun mit dem Dünndarmstrom

Der Dünndarmstrom hilft der Verdauung mit der Aufnahme von Nährstoffen, daher kann er hilfreich sein bei Allergien, besonders bei Nahrungsmittelunverträglichkeiten, welche man als Überempfindlichkeit gegen Details betrachten kann.

Auch bei Verstopfung oder Durchfall, Darm- und Magenkrämpfen, Morbus Crohn und Colitis ulcerosa kann sich die Dünndarmenergie positiv auswirken.

Der Dünndarmstrom hilft bei Symptomen, die im Verlauf das Stroms auftreten, also bei Beschwerden im Arm, vom kleinen Finger hoch zu den Schultern und dem Hals. An den Verspannungen in Ihren Schultern zeigen sich all Ihre

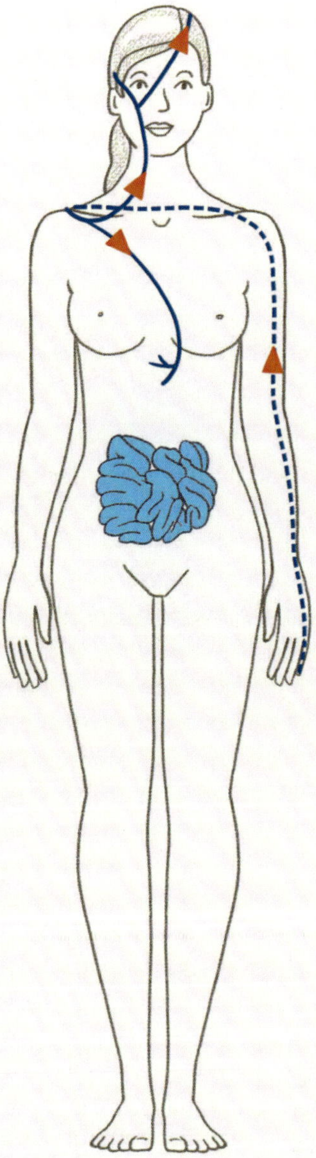

So verläuft der Dünndarmstrom im Körper. ►

Freie Energie für den Dünndarmstrom

* Für die Selbstbehandlung: die 19 auf der anderen Seite nehmen.

	→	→	→	
Linke Hand:	Linke 11 (Schulter)	Linke 11	Linke 11	Linke 11
Rechte Hand:	Rechte 13 (neben Brustbein)	Rechte 19* (Ellbogen an der Seite des Daumens)	Linke 1 (Innenseite des Knies)	Linke 7 (Unterseite des großen Zehs)

Um den linken Dünndarmstrom zu strömen, setzen Sie sich rechts neben die Person. ▲

	→	→	→	
Linke Hand:	Linke 13 (neben Brustbein)	Linke 19* (Ellbogen an der Seite des Daumens)	Rechte 1 (Innenseite des Knies)	Rechte 7 (Unterseite des großen Zehs)
Rechte Hand:	Rechte 11 (Schulter)	Rechte 11	Rechte 11	Rechte 11

Um den rechten Dünndarmstrom zu strömen, setzen Sie sich links neben die Person. ▲

Bemühungen, Ihr »Hätte«, »Sollte« und »Müsste« . Auch bei Halsschmerzen kann die Ursache eine Blockade im Dünndarmstrom sein.

Im Ohr zeigt sich gestaute Dünndarmenergie zum Beispiel in Form von Taubheit, Schwerhörigkeit, Tinnitus, Schwindel und Mittelohrentzündungen. Sollten Sie beim Fliegen Probleme mit Ihren Ohren haben, dann kann es helfen, die kleinen Finger zu halten.

DIE 4. TIEFE – IM FLUSS DES LEBENS

Das Wasser-Element hilft Ihnen, sich entspannt im Fluss des Lebens zu bewegen. Dabei geht es auch darum, Dinge und Gedanken wieder gehen zu lassen, denn wenn Sie diese ansammeln und nichts davon wieder abgeben, kann keine neue Energie in Ihren Körper hineinfließen, was

FALLBERICHT

EINE KURSTEILNEHMERIN BERICHTET:

„**Das durch Jin Shin Jyutsu** die inneren Einstellungen geändert werden, wurde mir neulich bei einem Besuch beim Hals-Nasen-Ohren-Arzt sehr bewusst. Seit meiner Kindheit sind meine Ohren sehr empfindlich, immer wieder leide ich unter Gehörgangs- und Mittelohrentzündungen, bis hin zum Platzen der Trommelfelle. Dementsprechend ungern halte ich mich bei HNO-Ärzten auf.
Nachdem ich über lange Zeit meinen Zeigefinger gehalten hatte, staunte ich beim letzten Besuch über mich selbst. Ich saß völlig ruhig auf dem Stuhl, keinerlei Schweißausbrüche, ich vertraute der Ärztin einfach, dass sie ihren Job gut machen wird. Sie berührte mich mit einem ihrer Instrumente. Für mich war das sehr schmerzhaft, doch ich habe meinen Kopf nicht weggezogen. Der Schmerz kam, er ging durch mich durch, ich fühlte ihn bei vollem Bewusstsein, und identifizierte mich dennoch nicht damit. Es war ein großartiges Gefühl von innerer Befreiung und Dankbarkeit. “

zu Erkrankungen, wie zum Beispiel Tumoren, führen kann. Die 4. Tiefe ist für die Reinigung zuständig und leitet alles Verbrauchte aus Ihrem System ab, so wie auch die zugehörige Niere Sie körperlich entgiftet und die Blase das abtransportiert, was Ihr Körper nicht braucht.
Diese Tiefe ist eine Brücke zwischen materiellem und energetischem Körper und daher mit der Sehnsucht, zurück in die Einheit zu kommen, verbunden.
Ein gemeinsames Thema der beiden zugehörigen Ströme, nämlich dem Nieren- und dem Blasenstrom, ist die Angst, welche sich in vielen verschiedenen Formen zeigen kann. Die direkte Angst zeigt sich zum Beispiel als Panik, als Prüfungsangst, soziale Angst, als Angst, dass etwas Schlimmes passieren könnte, in Form von Phobien oder Paranoia.
Daraus können sich wiederum Zwänge entwickeln, um die Angst selbst nicht zu spüren, was sich dann darin zeigt, dass man sich und andere kontrollieren will, Zwangshandlungen ausübt, sich perfektionistisch, hartnäckig, arrogant und kritiksüchtig verhält oder zu Temperaments-

ausbrüchen neigt. Auch innere Unruhe, Unsicherheit, Unentschlossenheit, Schüchternheit, Schamgefühl, Schuldgefühl, Mutlosigkeit oder sich und anderen nicht zu trauen sind Varianten der Angst. Mut und Vertrauen lindern diese Ängste.

Der Planet, der der 4. Tiefe zugeordnet wird, ist der Merkur. Merkur ist der Gott der Kommunikation und hat von allen Göttern das meiste Verständnis für die Menschen.

Das Sinnesorgan, das zur 4. Tiefe gehört, ist das Ohr - das Hören und der Gleichgewichtssinn werden also durch diese Tiefe und ihre Ströme beeinflusst. Geschwächt wird die 4. Tiefe durch zu viel Kaffee, langes Stehen und durch Kälte.

ÜBUNG

DIE 4. TIEFE STÄRKEN

Sie können für die 4. Tiefe einen oder mehrere dieser Kurzgriffe anwenden:

1. Halten Sie beide Schlösser 8 gleichzeitig.
2. Legen Sie die rechte Hand auf die rechte 2 und die linke Hand auf die rechte hohe 1.
   Für die andere Seite legen Sie die linke Hand auf die linke 2 und die rechte Hand auf die linke hohe 1.
3. Halten Sie beide Zeigefinger nacheinander.

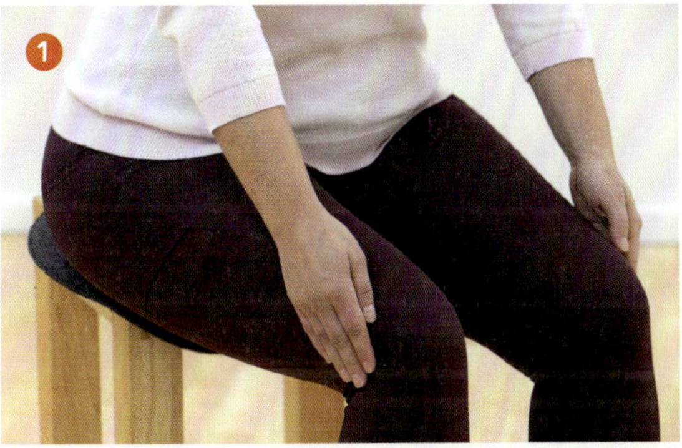

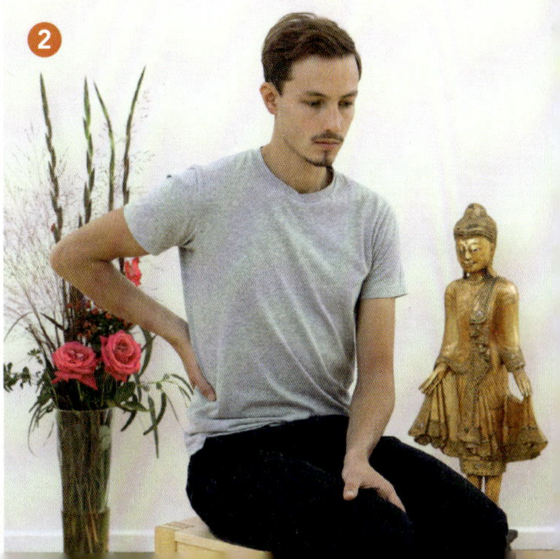

Der Blasenstrom – Aufrichtigkeit und Gerechtigkeit

Die Waage bringt Beziehungen ins Gleichgewicht, mental und emotional. Ihr Motto lautet daher »Ich bin in Balance«. Waage-Menschen sind gerne für andere da, sie gleichen aus oder möchten den Kontrapunkt setzen. Wenn alle Ja sagen, sagen sie zum Ausgleich Nein. Die Waage ist ein Symbol für Gerechtigkeit und sorgt dafür, dass Sie in der Balance bleiben, so wie auch der Blasenstrom Ihnen hilft, auf allen Ebenen die Balance zu halten.
Zur Waage gehört der Planet Venus, er unterstützt Sie, sich mit anderen zu verbinden und im Gleichgewicht miteinander zu sein.
Die aktivste Zeit des Blasenstroms ist von 16 bis 18 Uhr, die Zeit für den 5-Uhr-Tee.

Verlauf des Blasenstroms

An der Stirn entsteht der Blasenstrom aus dem Dünndarmstrom.
Am kleinen Zeh wird er dann zum Nierenstrom.

Die Blasenenergie ist im Fluss

Kann die Blasenenergie frei fließen, so wird Ihr Rücken gestärkt, denn die Energie hilft Ihnen aufrecht und aufrichtig zu sein, sowie Mut zu zeigen und zielgerichtet Vertrauen ins Leben zu haben. Sie unterstützt Sie dabei, Verantwortung für sich selbst zu übernehmen.

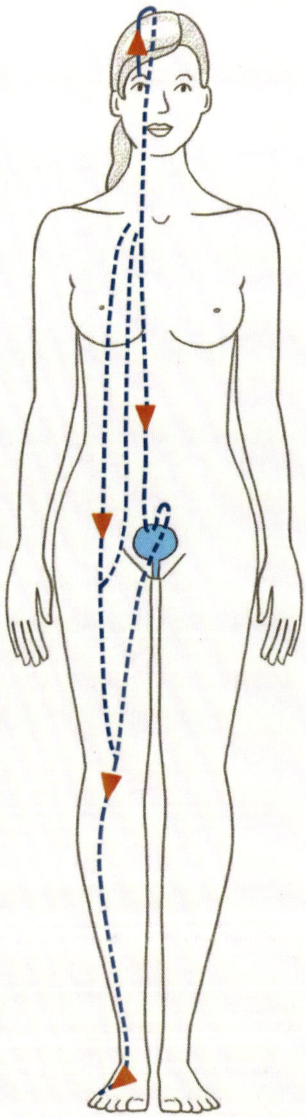

So verläuft der Blasenstrom im Körper. ►

Freie Energie für den Blasenstrom

	1	2	3	4
Linke Hand:	Steißbein	Linke Kniekehle	Linke 16 (Neben dem Fuß-Außen-knöchel)	Linker kleiner Zeh
Rechte Hand:	Linke 12 (Mitte des Halses, neben der Wirbelsäule)	Linke 12	Linke 12	Linke 12

Um den linken Blasenstrom zu strömen, setzen Sie sich links neben die Person. ▲

	1	2	3	4
Linke Hand:	Rechte 12 (Mitte des Halses, neben der Wirbelsäule)	Rechte 12	Rechte 12	Rechte 12
Rechte Hand:	Steißbein	Rechte Kniekehle	Rechte 16 (Neben dem Fuß-Außen-knöchel)	Rechter kleiner Zeh

Um den rechten Blasenstrom zu strömen, setzen Sie sich rechts neben die Person. ▲

Die Blasenenergie ist blockiert

Ihre Blasenenergie ist vermutlich blockiert, wenn folgende Aussagen auf Sie zutreffen:

- Sie haben oft Angst mit zu vielen Gedanken.
- Sie sind unentschieden, wissen nicht, was Sie wollen.
- Sie machen aus jeder Mücke einen Elefanten.

Dem Körper etwas Gutes tun mit dem Blasenstrom

Der Blasenstrom balanciert die Körperchemie und hilft Giftstoffe auszuleiten, zum Beispiel bei Alkoholismus. Er ist außerdem der große Strom für den Bewegungsapparat und hilft bei Muskelverspannungen, Krämpfen und Zittern der Muskeln, bei Rheuma, Arthritis, Arthrose und Osteoporose.

Der Blasenstrom hilft bei Symptomen, die im Verlauf des Stroms auftreten, also Beschwerden im Kopf, denn der Blasenstrom beginnt an der Stirn. Deshalb ist er gut bei allen Arten von Kopfschmerzen, bei Schnupfen, verstopfter Nase, Nasenbluten und einer Entzündung der Stirnhöhlen, für die Augen, bei Schmerzen, Druck, Entzündungen, verstopften Tränengängen und Gerstenkörner, wenn die Augen zu viel tränen oder zu trocken sind. Der Blasenstrom beeinflusst außerdem die Hypophyse (eine Drüse in unserem Gehirn, die den Hormonhaushalt reguliert) und damit das ganze Hormonsystem. Er hilft dem Ohr bei Schwindel, Mittelohrentzündung, Tinnitus und Hörsturz.

Vom Kopf geht der Blasenstrom hinten am Rücken entlang, ist also ebenfalls hilfreich bei Rückenschmerzen und Bandscheibenvorfällen.

Im Becken angekommen, durchfließt er das Kreuzbein und kann bei einer Blockade zu Beschwerden in diesem Bereich führen. In der Blase führen Blockaden zu Entzündungen, Inkontinenz und Bettnässen, im Dickdarm zu Verstopfung, Durchfall, Hämorrhoiden, Stuhl-Inkontinenz und Afterjucken. In den Genitalien können Entzündungen der Eierstöcke oder der Prostata eine Folge blockierter Energie sein. Häufig gibt es eine Stauung der Energie am Sitzbeinhöcker, Schloss 25, da dort zwei Äste des Blasenstroms zusammenfließen.

Weiter geht der Blasenstrom am Bein hinten entlang bis zum kleinen Zeh, und kann dort bei Symptomen, wie zum Beispiel Ischias-Schmerzen, helfen. Oftmals tritt eine Stauung auch an der Kniekehle auf, zum Beispiel als Baker-Zyste oder Knie-Arthrose, da dort zwei weitere Äste des Blasenstroms zusammenfließen.

Der Nierenstrom – Gesund alt werden

Der Skorpion, der den Nierenstrom repräsentiert, handelt ganz nach dem Motto »Ich kreiere und transformiere«.

Die Nieren sind für die Geschlechtsorgane zuständig, und passend dafür, etwas Neues im Leben zu kreieren. Es geht beim Skorpion um Sex, Geburt und Tod, also um das große Thema Transformation.

Die Niere ist die Wurzel der Lebensenergie. Dort ist das Erb-Qi oder die vorgeburtliche Energie gespeichert, also unsere Grundenergie, die Sie im Moment der Zeugung erhalten haben. Wenn Sie mehr Energie aufnehmen als Sie verbrauchen, wird diese überschüssige Energie in den Nieren gespeichert.

Die Nierenenergie ist der Kontrolleur der Bestimmung, des Schicksals und des Karmas.

Zum Skorpion gehören die Planeten Mars und Pluto. Der Mars ist das Feuer, steht für das Yang und damit für das Aktive im Leben. Pluto steht für die Transformation, für Geburt und Tod und dafür, dass Sie nur akzeptieren können, was das Leben Ihnen im Moment präsentiert.

Die aktivste Zeit der Nierenenergie ist von 18 bis 20 Uhr. Hören Sie in dieser Zeit am besten auf zu arbeiten, um sich zu regenerieren.

Verlauf des Nierenstroms

Am kleinen Zeh entsteht der Nierenstrom aus dem Blasenstrom.

Am Zwerchfell wird er zum Zwerchfellstrom.

Die Nierenenergie ist im Fluss

Fließt Ihre Nierenenergie ganz frei, so haben Sie ein gesundes Selbstbewusstsein: Wenn Sie die

Angst überwinden und bereit sind, loszulassen, können Sie sich voller Mut in das Leben werfen. Der Nierenstrom gehört zur 4. Tiefe, also zum Wasserelement, und diesem ist der Winter zugeordnet, der auch Tod und Wiedergeburt bedeutet.

Haben Sie viel Energie in Ihren Nieren gespeichert, ist das die beste Voraussetzung dafür, in jeder Situation aus diesem Energietank schöpfen zu können und so eine lange Ausdauer an den Tag zu legen.

Die Nierenenergie ist blockiert

Ihre Nierenenergie ist vermutlich blockiert, wenn folgende Aussagen auf Sie zutreffen:

- Ihnen geht etwas an die Nieren: Sie haben Angst, Stress und halten an der Vergangenheit fest.
- Sie sind müde, erschöpft, depressiv, ungeduldig und ohne Ausdauer und Entschlossenheit.

Dem Körper etwas Gutes tun mit dem Nierenstrom

Der Nierenstrom ist, zusammen mit dem Milzstrom, der Boss der Kreisläufe. Er bringt die Lymphe in Fluss und ist an der Regulierung des Blutdrucks und des Wasserhaushalts beteiligt. Er hilft außerdem, wenn die Bänder und Sehnen unflexibel werden, zum Beispiel bei Gicht und Rheuma. Das Immunsystem und alle Fortpflan-

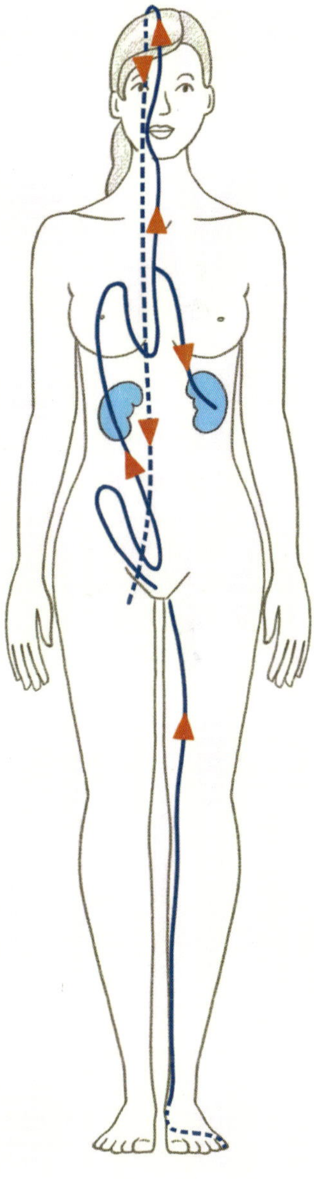

So verläuft der Nierenstrom im Körper. ►

Freie Energie für den Nierenstrom

Linke Hand:	Rechter kleiner Zeh	Steißbein	Steißbein	Steißbein	Steißbein
	→	→	→	→	
Rechte Hand:	Schambein	Schambein	Linke 14 (vorne am Rippenrand)	Linke 13 (neben dem Brustbein)	Linke 12 (Mitte Hals, neben Wirbelsäule)

Um den rechten Nierenstrom zu strömen, setzen Sie sich links neben die Person. ▲

Linke Hand:	Schambein	Schambein	Rechte 14 (vorne am Rippenrand)	Rechte 13 (neben dem Brustbein)	Rechte 12 (Mitte Hals, neben Wirbelsäule)
	→	→	→	→	
Rechte Hand:	Linker kleiner Zeh	Steißbein	Steißbein	Steißbein	Steißbein

Um den linken Nierenstrom zu strömen, setzen Sie sich rechts neben die Person. ▲

zungsorgane werden von der Nierenenergie angeregt, diese hilft auch gut in der Schwangerschaft, bei Unfruchtbarkeit, Impotenz und bei Geschlechtskrankheiten.

Auch die Ohren sind der Niere zugeordnet, deshalb unterstützt der Nierenstrom auch bei Schwerhörigkeit, Tinnitus und Mittelohrentzündungen.

Auch nach Schocks und Schicksalsschlägen kann die Nierenenergie guttun. Da die Kälte dem Wasserelement zugeordnet ist, hilft die Nierenenergie auch, wenn Sie frieren.

Der Nierenstrom hilft bei Symptomen, die im Verlauf das Stroms auftreten, also bei Beschwerden vom kleinen Zeh das ganze Bein an der Innenseite hoch bis zum Beckenboden. Sein weiterer Verlauf geht direkt an der Nase entlang. Dann läuft er direkt neben der Wirbelsäule hinunter, weshalb Blockaden auch zu Schmerzen in der Wirbelsäule führen könne.

DIE 6. TIEFE – ICH BIN, WER ICH BIN

Die 6. Tiefe haben Sie beim Hauptzentralstrom kennengelernt. Sie hat keine Entsprechung in den 5 Elementen der TCM. Im Jin Shin Jyutsu gehört das Urfeuer-Element zur 6. Tiefe. Die 6. Tiefe ist vollkommene, unzerstörbare Harmonie, jenseits der Einstellungen. Darum vitalisieren und harmonisieren die Organströme der 6. Tiefe, der Zwerchfell- und der Nabelstrom, alle anderen 10 Organströme. Am Ende des Zyklus, nachdem Sie die 5 Tiefen der materiellen Welt durchschritten haben, kommen Sie mit der 6. Tiefe wieder zu Hause in Ihrer Essenz an.

ÜBUNG

DIE 6. TIEFE STÄRKEN

Sie können für die 6. Tiefe einen oder mehrere dieser Kurzgriffe anwenden:

1. Halten Sie Ihre Handinnenflächen.
2. Falten Sie Ihre Hände.
3. Legen Sie die rechte Hand auf den Scheitel und die linke Hand auf das dritte Auge (erster Schritt des Hauptzentralstroms).

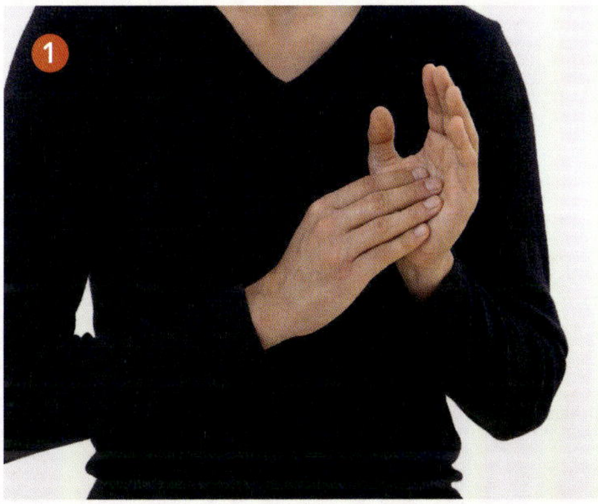

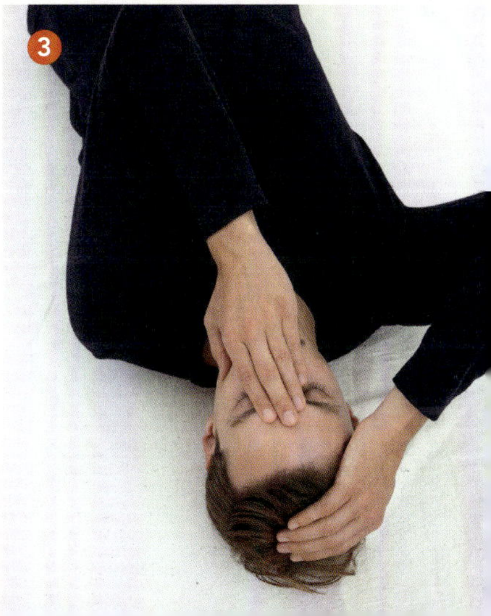

Falls diese Tiefe in Disharmonie ist, sind Sie völlig außer sich. Der Mond steht für Traum, Unterbewusstsein, Reflexion und Verbindung mit der Ur-Quelle. Die 6. Tiefe kann durch zu viel Schlaf geschwächt werden.
Die 5 Tiefen bauen den Körper und die 6. Tiefe gibt die nötigen Informationen dafür.
Sie wirkt zum einen auf den physischen Körper, da Zwerchfell- und Nabelstrom ihr zugeordnet sind, zum anderen auf den Energiekörper, da sie keine körperliche Tiefe ist.
Der Zwerchfellstrom ist ein im Körper aufsteigender Strom und unterstützt die Energien dabei, abzusteigen. Der Nabelstrom ist ein im Körper absteigender Strom und unterstützt die Energien dabei, aufzusteigen. Beide haben beim Strömen Schloss 19 im ersten Schritt, welches der natürlichen Autorität hilft. Ist die Brücke zwischen 4. und 6. Tiefe offen, können sich Körper und Psyche gut entgiften. Alle Organe, auch das Knochenmark und das Nervensystem, werden dadurch geschützt.

Der Zwerchfellstrom – Mehr Herzkraft

»Ich nehme neues Leben wahr«, so die Aussage des Schützen. Es geht darum, den Sinn im Leben und das Ur-Potenzial zu finden und die kreativen Ideen zu leben. Dafür brauchen Sie Kontakt zu Ihrem inneren spirituellen Wissen. Zum Schützen gehört der Planet Jupiter, er ist wärmend, ausdehnend und großzügig. Er löst wieder auf, was Saturn verfestigt hat.

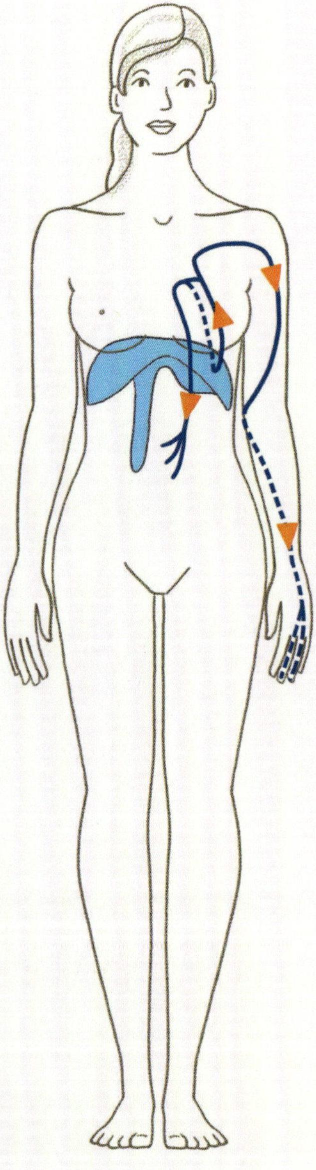

So verläuft der Zwerchfellstrom im Körper ▸

Freie Energie für den Zwerchfellstrom

* Für die Selbstbehandlung eine Faust machen

** Für die Selbstbehandlung: die 19 auf der anderen Seite nehmen.

	→	→	→	→	
Linke Hand:	Linke 14 (vorne am Rippenrand)	Linke 25	Linke 25 (Sitzbein)	Linke 25	Linke 25
Rechte Hand:	Rechte 19** (Ellbogen, Daumenseits)	Rechte 19	Rechte 5 (neben Fuß-Innenknöchel)	Mitte der rechten Handfläche*	Linker Ringfinger

Um den linken Zwerchfellstrom zu strömen, setzen Sie sich rechts neben die Person. ▲

	→	→	→	→	
Linke Hand:	Linke 19** (Ellbogen, Daumenseits)	Linke 19	Linke 5 (neben Fuß-Innenknöchel)	Mitte der linken Handfläche*	Rechter Ringfinger
Rechte Hand:	Rechte 14 (vorne am Rippenrand)	Rechte 25 (Sitzbein)	Rechte 25	Rechte 25	Rechte 25

Um den rechten Zwerchfellstrom zu strömen, setzen Sie sich links neben die Person. ▲

Die aktivste Zeit des Zwerchfellstroms ist von 20 bis 22 Uhr: Sie schließen allmählich den Tag ab und reflektieren, was Sie erlebt haben.

Der Zwerchfellstrom heißt in der Traditionellen Chinesischen Medizin Pericard Meridian. Das Pericard (Herzbeutel) ist ein Sack aus Bindegewebe, der das Herz umgibt und dem Herzen durch eine schmale Gleitschicht freie Bewegungsmöglichkeit gibt.

Verlauf des Zwerchfellstroms

Am Zwerchfell entsteht der Zwerchfellstrom aus dem Nierenstrom. Am Ringfingernagel wird er dann zum Nabelstrom.

Die Zwerchfellenergie ist im Fluss

Der Zwerchfellstrom ist ein allumfassender und allgemeiner Harmonisierer. Ist er frei, beschützt er Ihr Herz vor großen, emotionalen Problemen und bringt es in Harmonie. Vitalität, Wärme, Fülle, Selbstvertrauen und Kreativität werden größer und Sie können angemessen mit Ihren Emotionen umgehen.

Die Zwerchfellenergie ist blockiert

Ihre Zwerchfellenergie ist vermutlich blockiert, wenn folgende Aussagen auf Sie zutreffen:

- Sie sind eine hitzige und extrovertierte Person, Sie sind oft außer sich und neigen zu Hektik und Ruhelosigkeit.
- Sie sind nicht mit dem Herzen und den Emotionen verbunden und müssen immer im Mittelpunkt sein.
- Sie leiden an Verzweiflung, Lebensunlust und Mangel an Vitalität.

Dem Körper etwas Gutes tun mit dem Zwerchfellstrom

Der Zwerchfellstrom ist oft wichtiger für das Herz als der Herzstrom. Strömen Sie ihn bei Herzschmerzen, Herzinfarkt, Angina Pectoris, Herzklappeninsuffizienz oder starkem Herzschlag. Er hilft bei Beklemmungen und Brustschmerzen und auch wenn Ihr Herz zu sehr durch Emotionen belastet ist.

Er stärkt den Blutkreislauf, reguliert den Blutdruck, die Durchblutung und hilft, wenn der Puls zu schnell oder zu langsam ist. Der Zwerchfellstrom hilft außerdem bei Blutkrankheiten, Diabetes, Cholesterin und Thrombosen.

Der Strom sorgt dafür, dass Ihre Körperzellen ausreichend mit Sauerstoff und Nährstoffen versorgt werden und schützt alle Organe. Er hilft, Energie vom Kopf abwärts fließen zu lassen – strömen Sie ihn bei Kopfschmerzen und zu vielen Gedanken. Er regiert die Nacht, daher ist er gut bei Schläfrigkeit, Schlaflosigkeit, Schlafwandeln, Alpträumen, plötzlichen Schlafanfällen und chronischer Müdigkeit, sowie für Nachtschicht-Arbeiter.

Der Zwerchfellstrom hilft bei Symptomen, die im Verlauf das Stroms auftreten, also Beschwerden wie zum Beispiel eine Zwerchfellhernie, wenn der Mageneingang durch das Zwerchfell nach oben in den Brustkorb rutscht. Er unterstützt außerdem die Atmung, besonders die Ausatmung, denn das Zwerchfell ist unserer wichtigster Atemmuskel.

Der Nabelstrom – Jungbrunnen für den ganzen Körper

Der Steinbock lebt nach dem Motto »Ich gebrauche und nutze, was da ist«. Die Zeit des Steinbocks beginnt im Jahresverlauf kurz vor Weihnachten, am Tag der Wintersonnenwende. Ab diesem Tag werden die Tage wieder länger und das Licht nimmt zu. Der Steinbock geht als Erdzeichen mit dem zunehmenden Licht sehr handfest um, wendet es an, nutzt es und manifestiert damit seine Ideen.

Der Nabelstrom ist daher zuständig für Beruf und Karriere.

Der Nabelstrom entspricht dem dreifachen Erwärmer-Meridian in der TCM, das heißt, er hilft allen 3 Ebenen:

- Untere Erwärmer, Becken-Ebene: Niere, Blase, Leber, Dickdarm und Ausscheidung
- Mittlere Erwärmer, Taillen-Ebene: Magen, Milz, Nahrungsaufnahme und Verdauung

- Obere Erwärmer, Brust-Ebene: Lunge, Herz und Atmung

Das Nierenfeuer speist im Magen das Verdauungsfeuer, welches in der Lunge das Atemfeuer stärkt.
Zum Steinbock gehört der Planet Saturn. Während Jupiter die Weite gibt, ist Saturn für die Begrenzung da. Er gibt der Energie eine Form, indem er sie zu Materie verdichtet. Der Saturn hilft Ihnen, Grenzen zu akzeptieren und auf den Boden der Realität zu kommen. Als Metall ist Blei dem Saturn zugeordnet. Fühlen Sie sich oft bleiern oder wandeln Sie Ihr Blei in Gold um?
Die aktivste Zeit des Nabelstroms ist von 22 bis 24 Uhr. Die beste Zeit um ins Bett zu gehen und sich in die Welt der Träume zu begeben.

Verlauf des Nabelstroms
Am Ringfingernagel entsteht der Nabelstrom aus dem Zwerchfellstrom.
In der Mitte des unteren Augenlids wird er zum Gallenblasenstrom.

Die Nabelenergie ist im Fluss
Fließt Ihre Nabelenergie frei, so haben Sie eine klare Vision, sind bodenständig und wissen, wo es langgeht. Sie können sich gut in allen Beziehungen abnabeln, wenn die Zeit dafür da ist. Zum Beispiel ist so eine Abnabelung zwischen Eltern und Kindern sehr wichtig. Sie können sich aber auch wieder an das Leben »an-na-

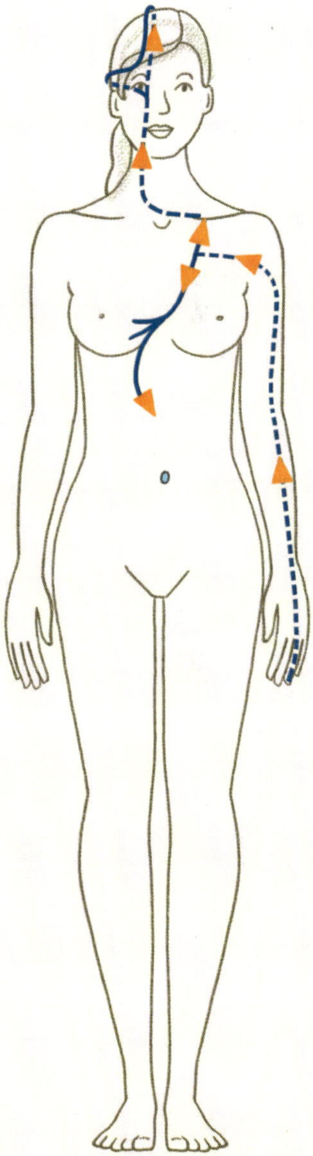

So verläuft der Nabelstrom im Körper.. ▸

Freie Energie für den Nabelstrom

	1	2	3	4	5	6	7	8
Linke Hand:	Rechte 19 (Ellbogen, Daumenseits)	Linke 12 (Mitte vom Hals, neben der Wirbelsäule	Linke 12	Rechte 14 (vorne am Rippenrand)	Rechte 14	Rechte 14	Rechte 14	Rechte 14
Rechte Hand:	Linke 20 (oberhalb der Augenbraue)	Linke 20	Linke 14 (vorne am Rippenrand)	Linke 14	Linke 23 (letzte Rippe neben Wirbelsäule)	Linke 25 (Sitzbein)	Linke 16 (Fuß-Außenknöchel)	Linker Ringfinger

Um den rechten Nabelstrom zu strömen, setzen Sie sich rechts neben die Person. ▲

	1	2	3	4	5	6	7	8
Linke Hand:	Rechte 20 (oberhalb der Augenbraue)	Rechte 20	Rechte 14 (vorne am Rippenrand)	Rechte 14	Rechte 23 (letzte Rippe neben Wirbelsäule)	Rechte 25 (Sitzbein)	Rechte 16 (Fuß-Außenknöchel)	Rechter Ringfinger
Rechte Hand:	Linke 19 (Ellbogen, Daumenseits)	Rechte 12 (Mitte vom Hals, neben der Wirbelsäule)	Rechte 12	Linke 14 (vorne am Rippenrand)	Linke 14	Linke 14	Linke 14	Linke 14

Um den linken Nabelstrom zu strömen, setzen Sie sich links neben die Person. ▲

beln«, indem Sie Vertrauen fassen und annehmen, was ist, egal ob es Fülle oder Verlust ist. Ihr Herz ist offen und voller Wärme, und Sie können sich gut auf Beziehungen einlassen.

Die Nabelenergie ist blockiert

Ihre Nabelenergie ist vermutlich blockiert, wenn folgende Aussagen auf Sie zutreffen:

- Sie sind introvertiert, neigen zu Traurigkeit und Depressionen.
- Sie sind eher ein Morgenmuffel.
- Sie haben Angst, sich zu zeigen, sind übersensibel und übervorsichtig. Darum sind Sie gern Einzelgänger oder leiden vielleicht unter Zwangsvorstellungen.

Dem Körper etwas Gutes tun mit dem Nabelstrom

Der Nabelstrom wirkt wie ein Jungbrunnen und hilft Ihnen zu regenerieren, denn er baut den physischen Körper auf. Er hilft daher allen körperlichen Beschwerden und regeneriert bei Energiemangel, Schwäche, Burnout und bei schweren Erkrankungen. Er gibt Energie am Tag, wenn Sie müde sind.

Er hilft dem Einatmen und der Energie im Körper nach oben zu steigen, so bringt er zum Beispiel eine Entlastung bei schweren Beinen. Für die Entwicklung des Kindes in der Schwangerschaft und für eine leichtere Geburt, nach Kaiserschnitt und für Neugeborene ist er ebenfalls hilfreich.

Der Nabelstrom wirkt wie ein Thermostat: Nutzen sie ihn, wenn Sie frieren oder bei innerer Hitze, Hitzewallungen und Schwitzen im Schlaf, auch wenn Sie sehr empfindlich auf Temperatur- und Wetterwechsel reagieren.

Er unterstützt außerdem den Bewegungsapparat. Wenden Sie ihn daher an bei Rheuma, Arthritis, Arthrose, Gicht, Fibromyalgie, Morbus Bechtereff, Hexenschuss und chronischen Kreuzschmerzen.

Der Nabelstrom hilft bei Symptomen, die im Verlauf das Stroms auftreten, also Beschwerden vom Ringfinger ausgehend, den ganzen Arm entlang bis in den Hals. Am Kopf läuft er hinter dem Ohr entlang und ist daher gut bei seitlichen Kopfschmerzen, Migräne und bei Ohrgeräuschen, Hörsturz und Mittelohrentzündungen.

DIE 3. TIEFE – GESCHMEIDIG UND ENTSPANNT SEIN

Das Holz-Element, das der 3. Tiefe zugeordnet ist, gehört auch zur Kindheit und zum Frühling, denn es hat von allen Elementen den größten Drang zu wachsen, sich auszudehnen und kreativ zu sein.

In Europa gibt es 4 Elemente: Feuer, Erde, Luft und Wasser. Die Alchemisten suchten das fünfte Element, den Geist, das Äther-Element oder die Quintessenz, die die 4 anderen Elemente oder Tiefen zusammenhält. In der TCM wird dieses 5. Element Holz genannt.

Die 3. Tiefe ist mit dem Willen, der im Sonnengeflecht beheimatet ist, assoziiert. Er kann sich als essenzieller, Wille, als egoistischer Wille oder als Willenlosigkeit zeigen. Nehmen Sie diese Energie des Wachstums nicht auf, werden Sie schüchtern, unentschieden oder frustriert, Sie wollen dann auch nichts Neues mehr anpacken oder lernen und trauen sich nichts zu.

Leber- und Gallenblasenstrom gehören beide zur 3. Tiefe. Dadurch haben beide Ströme gemeinsame Themen: Zorn, Ärger oder Wut sind emotionaler Ausdruck dieser Tiefe. Die 3. Tiefe unterstützt Sie dabei, zu lernen, mit Ärger gut umzugehen und den Weg der Mitte zu finden zwischen cholerischem Reagieren und der Neigung, nichts anzusprechen, sondern alles hinunterzuschlucken. Dadurch entwickeln Sie mehr Toleranz und Geduld sich selbst und anderen gegenüber.

Der Jupiter, der zur 3. Tiefe gehört, ist das Gegenteil von Saturn. Er bringt unbegrenztes Wachstum, Ausdehnung, Enthusiasmus und Aktivität.

Die zugeordneten Sinnesorgane sind die Augen, der Sinn ist das Sehen. Wenn Sie Probleme mit den Augen haben, ist es gut, den Leberstrom zu stärken.
Auch Gelenke, Sehnen und Muskeln werden geschmeidiger, ihr gesamter Körper wird beweglicher, wenn die 3. Tiefe harmonisch ist. Eine Schwächung der 3. Tiefe tritt ein durch zu viel Alkohol, zu viel Lesen und wenn Sie durch zu viel Wind oder Zugluft krank geworden sind.

ÜBUNG

DIE 3. TIEFE STÄRKEN

Sie können für die 3. Tiefe einen oder mehrere dieser Kurzgriffe anwenden:

1. Legen Sie die linke Hand auf die rechte 16 und die rechte Hand auf die rechte 5.
   Für die andere Seite legen Sie die rechte Hand auf die linke 16 und die linke Hand auf die linke 5.
2. Legen Sie die rechte Hand auf die linke 3 und die linke Hand auf die rechte 4.
   Für die andere Seite legen Sie die linke Hand auf die rechte 3 und die rechte Hand auf die linke 4.
3. Halten Sie beide Mittelfinger nacheinander.

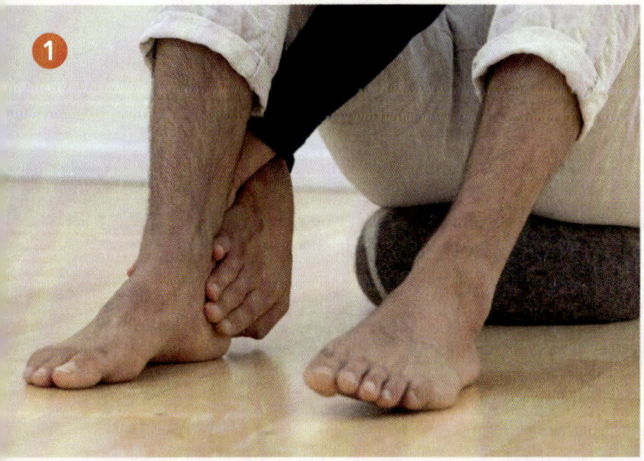

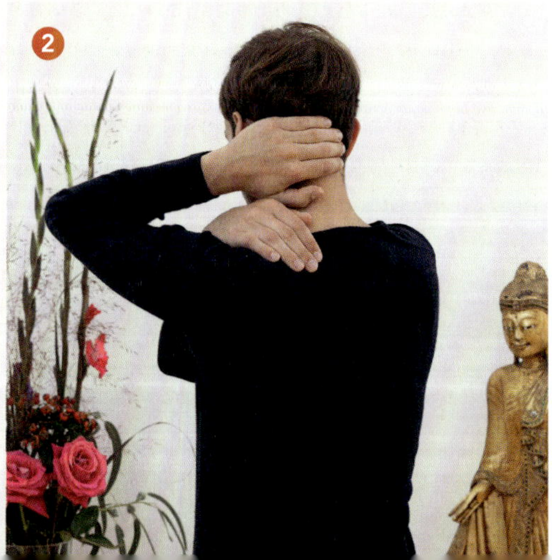

Der Gallenblasenstrom – Mehr geistige Klarheit

»Ich weiß und habe das Licht gesehen«, sagt der Wassermann. Sie kommen jetzt vom Nabelstrom, der 6. Tiefe, die im Energiekörper liegt, und bringen jetzt das Licht wieder in Ihren Körper hinein. Der Strom sorgt für geistige Klarheit und das Licht am Ende des Tunnels.

Zum Wassermann gehören die Planeten Saturn und Uranus. Der Saturn steht für Begrenzung, Uranus für das Individuelle und Unorthodoxe.

Die aktivste Zeit des Gallenblasenstroms ist von 0 bis 2 Uhr, wenn es in der Nacht am dunkelsten ist. Wer in dieser Zeit gut schläft, fühlt sich morgens erholt.

Verlauf des Gallenblasenstroms

In der Mitte des unteren Augenlids entsteht der Gallenblasenstrom aus dem Nabelstrom.

Am großen Zeh wird er zum Leberstrom.

Die Gallenblasenenergie ist im Fluss

Kann Ihre Gallenblasenenergie fließen, dann besitzen Sie Durchsetzungskraft, können sich gut entscheiden und dann auch begeistert neue Projekte anpacken. Sie sind zielgerichtet und gleichzeitig so entspannt und geduldig, dass Sie bereit sind, Ihre Pläne wenn nötig auch wieder loszulassen. Sie können Ihre Wut fühlen, sie als Energie wahrnehmen, ohne sie ausagieren zu müssen, und über Ihren Ärger gut mit Ihrem Gegenüber kommunizieren.

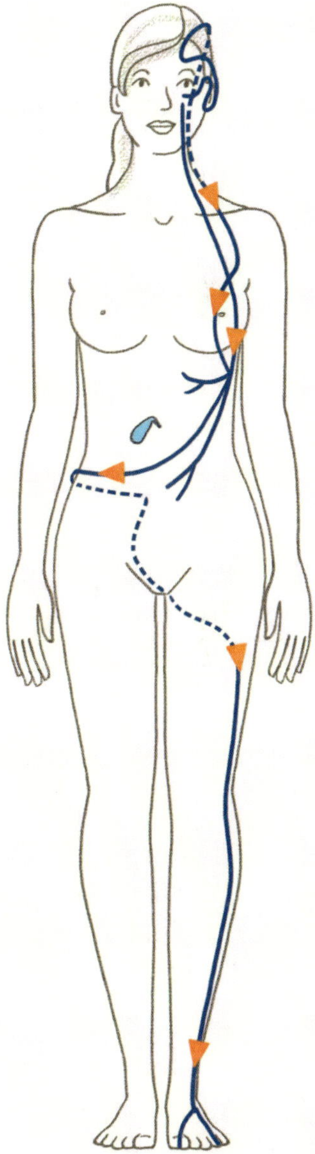

So verläuft der Gallenblasenstrom im Körper. ▸

FALLBERICHT

EINE KURSTEILNEHMERIN BERICHTET:

„**Seitdem ich Kopfschmerzen** bei mir kenne, hatten sie immer denselben Verlauf. Bis zum Abend hin wurden die fast immer einseitigen Kopfschmerzen stärker, dazu kam Übelkeit mit starker Überempfindlichkeit Reizen gegenüber. Als ich wieder Mal die einseitigen Kopfschmerzen hatte - ich bekam sie am Abend -, habe ich die Abfolge mit den jeweils ersten Schritten der Organströme Dünndarm, Herz und Leber geströmt, sowie den Gallenblasenstrom in seinem ganzen Verlauf. Die Kopfschmerzen waren unmittelbar danach am selben Abend weg. Das probierte ich kurze Zeit später wieder aus, als ich ungewöhnlicherweise mit starken Kopfschmerzen wach wurde. Ich bin die Schmerzen noch am selben Tag losgeworden.“

Die Gallenblasenenergie ist blockiert

Ihre Gallenblasenenergie ist wahrscheinlich blockiert, wenn folgende Aussagen auf Sie zutreffen:

- Ihre Gedanken sind durcheinander.
- Die Galle kommt Ihnen hoch, so entsteht Wut und Reaktivität.
- Sie haben Hemmungen sich mitzuteilen. Sie sagen lange nichts, um dann zu explodieren.
- Sie sind schüchtern und unentschlossen.
- Es fehlt Ihnen die Willenskraft, Ihre Ziele zu verwirklichen.
- Sie sind nervös, schreckhaft und angespannt.
- Sie sind ungeduldig und immer in Eile.
- Sie wollen alles planen und sind dickköpfig.
- Sie übernehmen zu viel Verantwortung, strengen sich zu sehr an und geben Kleinigkeiten zu viel Bedeutung.

Dem Körper etwas Gutes tun mit dem Gallenblasenstrom

Die Gallenblasenenergie ist gut für mehr Flexibilität und Stärke von Muskeln, Gelenken, Sehnen und Bändern.

Sie unterstützt außerdem die Verdauung, insbesondere von fettem Essen, bei Durchfall, Verstopfung und Gallenkolik.

Der Gallenblasenstrom hilft bei Symptomen, die im Verlauf das Stroms auftreten, der Strom fließt an der Seite des Schädels dreimal zwi-

Freie Energie für den Gallenblasenstrom

Linke Hand:	Linke 12 (Mitte des Halses, neben der Wirbelsäule)	Linke 12	Linke 12	Linke 12	Linke 12	Linke 12
Rechte Hand:	Rechte 20 (oberhalb der Augenbraue)	Steißbein	Rechte 16 (neben dem Fuß-Außenknöchel)	Rechte 14 (vorne am Rippenrand)	Linke 14	Linke 22

Um den linken Gallenblasenstrom zu strömen, setzen Sie sich rechts neben die Person. ▲

Linke Hand:	Linke 20 (oberhalb der Augenbraue)	Steißbein	Linke 16 (neben dem Fuß-Außenknöchel)	Linke 14 (vorne am Rippenrand)	Rechte 14	Rechte 12
Rechte Hand:	Rechte 12 (Mitte des Halses, neben der Wirbelsäule)	Rechte 12	Rechte 12	Rechte 12	Rechte 12	Rechte 12

Um den rechten Gallenblasenstrom zu strömen, setzen Sie sich links neben die Person. ▲

schen Stirn und Hinterkopf hin und her und ist deswegen der wichtigste Strom bei Migräne. Wenden Sie ihn an bei Augenschmerzen und -entzündungen, bei Gerstenkörnern, erhöhtem Augendruck, Kurz- und Weitsichtigkeit und für Ringe und Säcke unter den Augen. Er fließt danach an der Seite des Körpers hinab und kann daher bei Symptomen an der Körper-Außenseite angewandt werden: zum Beispiel bei Blasenentzündungen, Hämorrhoiden, Blähungen und Bandscheibenvorfällen. Er läuft dann an der Außenseite des Beins bis hinunter zum 4. Zeh, dem sogenannten Gallenblasen-Zeh und zum großen Zeh.

Der Leberstrom – Speicher der emotionalen Energie

»Ich glaube und ich weiß wer ich bin«, sagt der Fisch. Die Leberenergie repräsentiert das Wachstum ohne Grenzen, in dem Neues geboren wird. So können auch die Leberzellen wieder nachwachsen, wenn ein Stück herausgeschnitten wird.

Die Leberenergie hilft Ihnen, präsent in der Welt zu sein, Ihr Leben zu organisieren und zu planen, in der TCM wird die Leber deswegen »der General« genannt. Die TCM sieht die Leber als den Speicher der emotionalen Energie und den Sitz der Körperseele an, das heißt: Sie reguliert das Qi im Körper.

Eine gute Übung für die Leber ist es, Ihre Gefühle wahrzunehmen und auszudrücken, frei von der Leber weg zu reden und kreativ zu sein, ähnlich wie es ein Kind von Natur aus tut.

Das Organ Leber hat sehr viele unterschiedliche Aufgaben und repräsentiert darum das Aktivitätsprinzip. Sie ist sogar ein Grad wärmer als der Rest des Körpers. Sie speichert Vitamine, Blut, Fett und Glukose, entgiftet, synthetisiert Bluteiweiße, zum Beispiel Gerinnungsfaktoren, und ist für die Verdauung von Fett im Dünndarm zuständig.

Zum Fisch gehören die Planeten Neptun und Jupiter. Der Jupiter ist wärmend, ausdehnend und großzügig, der Neptun löst Grenzen auf.

Die aktivste Zeit des Leberstroms ist von 2 bis 4 Uhr. Viele Menschen wachen in dieser Zeit auf und können nicht gleich wieder einschlafen.

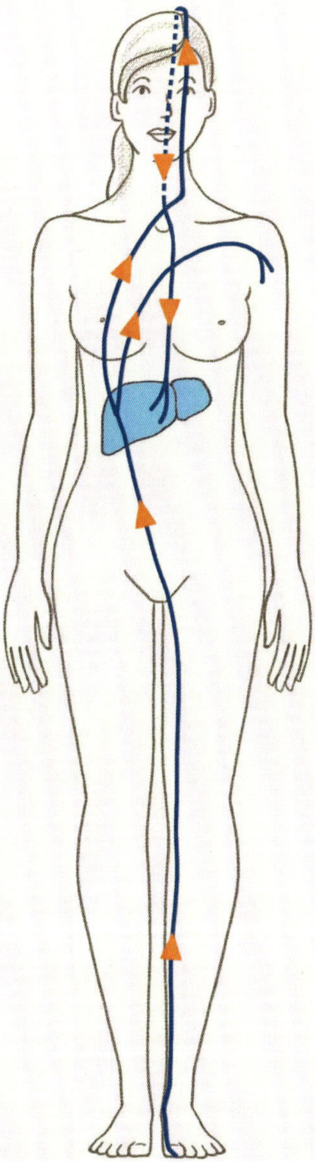

So fließt der Leberstrom im Körper. ►

Freie Energie für den Leberstrom

Linke Hand:	Linke 4 (Schädelrand)	Linke 4	Linke 4	Linke 4	Linke 4	Linke 4
Rechte Hand:	Rechte 22 (unter dem Schlüsselbein)	Rechte 14 (vorne am Rippenrand	Linke 1 (Innenseite des Knies)	Linke 5 (neben dem Fuß-Innenknöchel)	Linke 18	Rechter 4 (Schädelrand)

Um den linken Gallenblasenstrom zu strömen, setzen Sie sich rechts neben die Person. ▲

Linke Hand:	Linke 22 (Innen unter dem Schlüsselbein)	Linke 14 (vorne am Rippenrand	Rechte 1 (Innenseite des Knies)	Rechte 5 (neben dem Fuß-Innenknöchel)	Rechte 18	Linke 4 (Schädelrand)
Rechte Hand:	Rechte 4 (Schädelrand)	Rechte 4	Rechte 4	Rechte 4	Rechte 4	Rechte 4

Um den rechten Gallenblasenstrom zu strömen, setzen Sie sich links neben die Person. ▲

Verlauf des Leberstroms

Am großen Zeh entsteht der Leberstrom aus dem Gallenblasenstrom.

Im Magen wird er zum Lungenstrom.

Die Leberenergie ist im Fluss

Wenn Ihre Leberenergie gut fließen kann, haben Sie viel Lebensenergie und Ausdauer. Sie können sich gut entscheiden und sind zielgerichtet, horchen trotzdem nach innen. Sie sind gleichmütig und können »Schuld« leicht vergeben. Sie haben gute und interessante Träume. Ihr Leben ist im Fluss, Sie sind geschmeidig und flexibel.

Die Leberenergie ist gestaut

Ihre Leberenergie ist wahrscheinlich blockiert, wenn folgende Aussagen auf Sie zutreffen:

- Ihre Wut geht vor allem nach innen und das hat zum Beispiel Sucht zur Folge.
- Sie lassen sich fremdbestimmen und überlassen anderen die Entscheidungen.
- Sie sind frustriert, labil, schüchtern, verzweifelt und resignieren schnell.
- Sie neigen zu Gefühlsschwankungen, weinen oft, sind überempfindlich oder unsensibel.
- Ihr Ärger kann aber auch nach außen gehen und zu Jähzorn führen, wenn Ihnen »eine Laus über die Leber gelaufen« ist.
- Sie sind hart gegen andere oder gegen sich selbst. Sie kontrollieren, kommandieren und wollen nichts schlucken.
- Sie haben das Gefühl, betrogen worden zu sein.
- Sie sind voller Vorurteile und neigen zu Schwatzen und Tratschen.
- Sie sind Workaholic und leiden unter zu viel Arbeit, wirken nervös und gehetzt und verlieren sich in Kleinigkeiten.

Dem Körper etwas Gutes tun mit dem Leberstrom

Der Leberstrom hilft bei Schlaflosigkeit und Erwachen, insbesondere zwischen 2 und 4 Uhr. Ist der Leberstrom nicht im Fluss, führt das dazu, dass Sie morgens erschöpft, müde und steif sind und keine Lust haben aufzustehen, Sie schnell ausgepowert und unterzuckert sind. Die Bauchspeicheldrüse und die Leber regulieren nämlich auch den Insulinspiegel.
Leber, Niere und Milz sind für den freien Fluss der Körpersäfte zuständig und daher wichtig für den weiblichen Zyklus: der Nierenstrom für die Hormone, der Leberstrom für das Blut und der Milzstrom für den Zyklus an sich. Daher wenden Sie ihn für alle Unregelmäßigkeiten der Menstruation an, zum Beispiel wenn diese zu stark, zu schwach oder mit starken Schmerzen und Krämpfen verbunden ist. Die Leber speichert und reinigt das Blut; daher nutzen Sie den Leberstrom für alle Probleme des Bluts, zum Beispiel bei blauen Flecken und Allergien.
Die Leberenergie wird auch das »Ölkännchen« des Körpers genannt, denn der Leberstrom unterstützt die Beweglichkeit des Körpers, versorgt Gelenke, Sehnen, Bänder und Nägel mit Nährstoffen und Energie.
Wenn die Leber gut entgiftet, hilft das der Haut zu mehr Schönheit. Der Stoffwechsel wird angeregt, das ist gut bei Abmagerung oder Verlangen nach Alkohol, bei Blähungen, Übelkeit, Bauchkrämpfen, Aufstoßen und Schluckauf.
In der TCM heißt es »Die Augen sind die Öffnung der Leber.« Daher ist es wichtig, bei Augenerkrankungen, bei Augenschmerzen, Kurzsichtigkeit, Weitsichtigkeit und Bindehautentzündung die Leber zu stärken. Der Leberstrom hilft Ihnen darüber hinaus auch, Ihre Vision für Ihr Leben zu finden und dann diese zu leben.
Wir sind jetzt am Ende unserer Jin-Shin-Jyutsu-Reise angekommen. Wenden Sie es an! Jetzt!
Ich wünsche Ihnen viel Spaß, viel Energie und viel Entspannung damit.

Anhang

VERZEICHNIS DER INDIKATIONEN IM JIN SHIN JYUTSU

Um Ihnen anfangs das Auffinden der »richtigen« Anwendungen zu erleichtern, habe ich die Indikationen aufgeschrieben. Ich nenne es »mein Kochbuch«, da auch beim Kochen, insbesondere am Anfang, gut ist, Rezepte als Inspiration zu haben.
Ich werde auflisten, bei welchen Schlössern oder Organströmen Sie bei dem genannten Symptom schauen können.

Schloss	Seite
1	35
2	39
3	42
4	45
5	48
6	51
7	54
8	58
9	61
10	63
11	67
12	70
13	73

Schloss	Seite
14	76
15	79
16	81
17	84
18	87
19	88
20	91
21	93
22	96
23	98
24	102
25	104
26	107

Hauptzentralstrom (HZ), Betreuer (Be) und Vermittler (Ve) werden Sie kaum in diesem Verzeichnis finden; es sind übergeordnete Ströme.

Abkürzung	Organstrom	Seite
Be	Betreuer	31
Bl	Blase	138
Di	Dickdarm	118
Dü	Dünndarm	133
Ga	Gallenblase	151
He	Herz	131
HZ	Hauptzentralstrom	29
Le	Leber	154
Lu	Lunge	116
Ma	Magen	123
Mi	Milz	126
Na	Nabel	146
Ni	Niere	140
Ve	Vermittler	32
Zw	Zwerchfell	144
1T	1. Tiefe	121
2T	2. Tiefe	113
3T	3. Tiefe	149
4T	4. Tiefe	135
5T	5. Tiefe	129
6T	6. Tiefe	143

1. Kopf

Kopfschmerzen: 1, 7, 14, Di, Ma, Zw
vorne: 20, Ma, Bl
seitlich, Migräne: 4, 16, 24, Ga
Hinterkopf: 4, 18, Bl
Gedächtnis, Konzentration, Aufmerksamkeit, Lernprobleme, Legasthenie: 1, 4, 14, 20, 21, 25
Gehirn: Demenz, Alzheimer, Parkinson: 4, 7, 16, 20, Mi, He, Dü, 5. Tiefe, 1. Schritt vom HZ
Epilepsie: 7
Schlaganfall: 4, 7, 20, 22
mit gelähmtem Arm: 10
Koma, Narkosefolgen: 4
Drüsen im Gehirn: Hirnanhangsdrüse (Hypophyse, hormonelle Steuerung) und Zirbeldrüse (Epiphyse): 7
Hyperaktivität: 4, 23, 25
Gedanken, welche sich immer im Kreis drehen, Zwänge, fixe Ideen, Fanatismus und Vorurteile: 18, 21, Bl
Augen 4, 14, 20, 21, He, Bl. Die Augen sind dem Leberstrom und dem Gallenblasenstrom (3. Tiefe) zugeordnet.
Ohren Hören und Gleichgewicht: 2, 4, 5, 6, 16, 20, 23, Dü. Die Ohren sind dem Nierenstrom und dem Blasenstrom (4. Tiefe) zugeordnet, sie haben sogar eine ähnliche Form und Größe wie die Nieren.
Schwindel: 2, 4, 6, 7
Nase Die Nase ist Lunge und Dickdarm (2. Tiefe) zugeordnet. Neben der Nase endet der Dickdarmstrom, und es beginnt der Magenstrom. Der Nierenstrom läuft direkt am Rand der Nase entlang.
20, 21, Mi, Bl
Kieferhöhle: 21, Di, Ma
Stirnhöhle: 20, Bl
Mund Der Mund ist dem Milzstrom und dem Magenstrom (1. Tiefe) zugeordnet. Die Zunge ist dem Herzstrom und dem Dünndarmstrom (5. Tiefe) zugeordnet.
Zähne: 1, 14, 21, Di, Ma
Zahnung: 13
Zähneknirschen: 14, Di
Gesicht Trigeminusneuralgie, Fascialisparese: 12, 20 (Stirn), 21 (Wange), Ma
Haar Ausfall, dünn und früh grau: Ma, Ni
Kiefergelenk 12, 14, 16

2. Hals, Nacken, Schulter

Nacken: 4, 11, 12, Bl, Dü
Schulter: 3, 10, 11, 26, Dü
Halsschmerzen, Kehlkopf, Mandeln: 3, 11, 12, 22, Di, Dü
Sprache, Stimme, Heiserkeit, Stimmverlust, Stottern: 3, 10, 11, Lu, 5T, He
Schilddrüse: 11, 22 (auch die hohe 22 über dem Schlüsselbein)

3. Innere Organe

Lunge, Atmung, Bronchien, Asthma, Husten, Lungenentzündung, Bronchitis, Allergien gegen Pollen und Hausstaub, Atemnot: hohe 1, 3, 4, 10, 13, hohe 19, Lu, Di, Zw
Ausatmung zum Beispiel bei Asthma, in großen Höhen oder beim Fliegen: 1, 7, Zw
Einatmung: 2, 4, Na
Herz, Kreislauf: Herzflattern, schnelle Pulse, Herzinfarkt, Angina Pectoris, Krampfadern, Arteriosklerose, Blut-Krankheiten, Blutdruck zu hoch oder zu niedrig, Herzklappen, Beklemmungen. Bei Liebeskummer, Lampenfieber und emotionaler Aufregung: 3, 10, 13, 15, 17, hohe 19, He, Zw
Herzinfarkt: 17
Blut: Anämien, Allergien, Blutkrankheiten, Diabetes, Cholesterin und Thrombosen: 2, 7, 13, 25 Mi, Zw, 3T, Ga, Le
Magen Essstörungen, unausgewogener Appetit, Schmerzen, Gastritis, Geschwüre, Übelkeit, Aufstoßen, Sodbrennen: 1, 6, 9, 13, 14, 21, 1T, Ma, Mi
Schluckauf, Verschlucken: 12 nähe Ohren, 1, hohe 1
Übelkeit: 14, Ma, Ni, Le
Verlangen Süßigkeiten: 1T, Ma, Mi
Nahrungsmittelunverträglichkeiten: hohe 1, 14, 18, Dü
Appetit: Bulimie, Anorexie, Gewichtsregulation: 14, 21, 23, 1T, Ma, Mi
Milz und Bauchspeicheldrüse:
Diabetes, Pankreatitis
5, 6, 9, linke 14, Mi
Leber, Galle Stoffwechsel, Gallenkolik; Hepatitis
5, 6, 12, 9, rechte 14, 18, 24, 3T, Le, Ga
Darm, Dünndarm, Dickdarm Verdauung, Durchfall, Verstopfung, Blähungen, Darmkrämpfe, Morbus Crohn, Colitis ulcerosa, Divertikel: 1, 2, 6, 13, 14, 15, 18, 25, Di, Dü, Mi, Ga
Verstopfung: linke 8
Durchfall: rechte 8
Blähungen: 1, 9, 17
Rektum, Anus: Hämorrhoiden, Beckenboden-Schwäche, Stuhl-Inkontinenz: 5, 15, 25, Di, Bl, Ni
Niere, Blase Entzündung, Inkontinenz, Bettnässen, Nierensteine
5, 6, 23, 25, 4T, Ni, Bl

Genitalien Eierstöcke, Uterus, Hoden, Prostata:
Libido, Fruchtbarkeit: 2, 5, 8, 13, 15, 16, 23, 4T, Bl, Ni, Na
Klimakterium: 7, 22, 23
Menstruation zu stark, zu schwach, Schmerz, Krämpfe, Zwischenblutungen und PMS: 5, 13, 15
für die Hormone: Ni
für das Blut, Krämpfe: Le
für den Zyklus an sich, Eisenanämie, Leukorrhoe: Mi
Schwangerschaft, Geburt, bei vorzeitigen Wehen: 4, 13, Ni, Na

4. Arme und Beine

Arme: Schmerzen, Tennisellbogen, Carpaltunnelsyndrom: 3, 9, 11, 12, 19, 26, Di
Schulter: 3, 11
Beine: unruhige, geschwollene, müde, schwere Beine, Krämpfe, kalte Füße, Plattfüße, hohes Fußgewölbe, ein Bein erscheint kürzer: 2, 15, 25, Na
Ischias: 2, 16, 25, Bl
Becken: 2, 15
Knie: Baker-Zyste, Arthrose: 1, 8, Bl
Fußknöchel: 17
kalte Füße: 23, 24
Hallux valgus (Ballen): 6

5. Rücken

Rückenschmerzen, Bandscheibenvorfälle: 2, 6, 15, Bl
Wirbelsäule: 2, 6, 25, HZ, Ni
Kreuzbein: 2, 8, 25, Bl

6. Fieber, Frost und Schweiß

Frieren: 2, 8, Ni, Na
Hitze, Schwitzen im Schlaf, Hitzewallungen: 8, 14, Na
Fieber: 3, 8, 15

7. Schlaf und Müdigkeit

Schlaflosigkeit, Schlafwandeln, Alpträume, Schnarchen: 4, 7, 14, 17, 18, 21, Lu, Ma, Mi, 6T, Zw, Na
Schläfrigkeit, Nachtschicht-Arbeit, plötzliche Schlafanfälle und chronische Müdigkeit, Erschöpfung: 21, Mi, Ni, 6T, Zw

8. Haut

Hautkrankheiten, Neurodermitis, Jucken, Falten, Zellulitis, Akne: 8, tiefe 8, 2T, Lu, Di
Hautoberfläche, bei Verletzungen und für den Teint: 1T, Ma, Mi
Narben und Schwangerschaftsstreifen: 16
Haut und Schleimhäute zu trocken oder zu feucht: 4T, Bl, Ni
Verbrennungen: 8, tiefe 8
Stiche, Splitter herausziehen: Rechte Hand über linke Hand
Wunden verschließen: Linke Hand über rechte Hand

9. Knochen

5T, He Dü
Knochenbrüche: 15
Osteoporose: 4T, Bl, Ni

10. Muskeln und Gelenke

Muskeln: Lähmungen, Krämpfe, Verspannungen: 4, 8, tiefe 8, 16, 25, Bl, 3. Tiefe, Ga, Le, 4. Tiefe
Zittern: 17
Gelenke, Sehnen, Bänder: Arthrose, Arthritis, Gicht, Steifheit: 14, 3. Tiefe, Ga, Le
Rheuma, Gicht, Fibromyalgie, Morbus Bechtereff, Hexenschuss, chronische Kreuzschmerzen: Ni, Bl, Na
Beweglichkeit im Allgemeinen: 1

11. Psyche

Angst, Panik: 5, 14, 17, 23, 4T, Ni
Depression: 10, 12, 26, Ni, Na
Dickköpfig, Halsstarrigkeit: 12, 23, Di, He, 4T, Ga
Eifersucht: 14, 24, Di
Emotionale Unausgeglichenheit: 4, 10, 13, hohe 19
Hartherzigkeit: 10,13, He
Kreativität: 11, 13, 17, 26, Zw
Mutlosigkeit: 23, Di, 4T, Bl
Nervosität: 17, Mi, He, Zw, Ga
Perfektionismus: 4T, 23
Schuldgefühl, Schamgefühle, Schüchternheit: 13, 23, 4T, Ni
Selbstbewusstsein: 1, 2, 14, 19, He, Ni
Selbstmordneigung: 12
Sorgen und Grübeln: 1, 9, 18, 1. Tiefe
Stress: 9, 11, 23, 26, Ma, Ni
Stress am Arbeitsplatz: 14
Stress emotional: 13
Tod, Sterben: 4, Ni
Traumata, Schocks: 4, 7, 13, Ni
Traurigkeit: 10, Na, 2T, Lu, Di
Unentschlossenheit: 14, 19, 23, Di, Bl, Le
Ungeduld, immer in Eile: 23, He, 3T, Ga, Le
Unsicherheit: 18, 23, 4T
Unzufriedenheit und Frustration: Di, Ma
Vertrauen, kein: 4, Mi, 4T, Bl, Na
Verzweiflung: 11, Zw
Vitalität: 5, 5T, He, Zw
Willenskraft: 7, 14, 19, He, Ga
Wut, Zorn, Ärger, Gewalt, Aggression: 12, 3T, Ga, Le
Zwanghaftes, Zwangshandlungen: 22, 4T, Na
Zweifel: 2, 11

BILDNACHWEIS

86 Farbfotos wurden von Michael Setzpfandt für dieses Buch aufgenommen. Mit 15 Illustrationen von Mascha Greune, sowie 5 Farbfotos (S.4, 8, 10, 17, 20) und 4 Illustrationen (S.39, 58, 110) von Shutterstock.

IMPRESSUM

Umschlaggestaltung von Gramisci Editorial Design, München/Claudia Geffert unter Verwendung von 3 Farbfotos von Michael Setzpfandt und 1 Farbzeichnung von Mascha Greune.

Mit 91 Farbfotos und 19 Farbzeichnungen.

Unser gesamtes Programm finden Sie unter **kosmos.de/nymphenburger**

Gedruckt auf chlorfrei gebleichtem Papier

FSC www.fsc.org MIX Papier aus verantwortungsvollen Quellen FSC® C110508

ISBN 978-3-96860-050-5
Projektleitung und Redaktion: Ramona Imhof
Gestaltungskonzept: Gramisci Editorial Design, München/Claudia Geffert
Gestaltung und Satz: Grafikdesign Storch/Ulrike Vohla, Rosenheim
Produktion: Angela List
Druck und Bindung: Westermann Druck Zwickau GmbH, Zwickau
Printed in Germany / Imprimé en Allemagne